U0281623

国产高清消化内镜
诊断图谱

Diagnostic Atlas of Chinese High-definition
Gastrointestinal Endoscopy

主编 梅浙川 何 松

重庆大学出版社

图书在版编目（CIP）数据

国产高清消化内镜诊断图谱 / 梅浙川，何松主编

. --重庆：重庆大学出版社，2024.1

ISBN 978-7-5689-4259-1

Ⅰ.①国…　Ⅱ.①梅…②何…　Ⅲ.①消化系统疾病

—内窥镜检—图谱　Ⅳ.①R570.4-64

中国国家版本馆CIP数据核字（2023）第230937号

国产高清消化内镜诊断图谱

GUOCHAN GAOQING XIAOHUA NEIJING ZHENDUAN TUPU

主编：梅浙川　何　松

策划编辑：张羽欣

责任编辑：张羽欣　　版式设计：谭小利

责任校对：关德强　　责任印制：张　策

*

重庆大学出版社出版发行

出版人：陈晓阳

社址：重庆市沙坪坝区大学城西路21号

邮编：401331

电话：（023）88617190　88617185（中小学）

传真：（023）88617186　88617166

网址：http://www.cqup.com.cn

邮箱：fxk@cqup.com.cn（营销中心）

全国新华书店经销

重庆愚人科技有限公司印刷

*

开本：787mm×1092mm　1/16　印张：13.5　字数：229千

2024年1月第1版　　2024年1月第1次印刷

ISBN 978-7-5689-4259-1　定价：168.00元

编委会

杨映雪　重庆医科大学附属第二医院

吴志轩　重庆医科大学附属第二医院

邱　禅　重庆医科大学附属第二医院

邱建军　深圳开立生物医疗科技股份有限公司

何　松　重庆医科大学附属第二医院

陈治吉　重庆医科大学附属第二医院

易　航　重庆医科大学附属第二医院

赵红雲　重庆医科大学附属第二医院

钟　立　重庆医科大学附属第二医院

俞慧宏　重庆医科大学附属第二医院

胥　峰　重庆医科大学附属第二医院

黄思霖　深圳大学附属华南医院

梅浙川　重庆医科大学附属第二医院

彭　学　陆军军医大学第二附属医院

曾泓泽　重庆医科大学附属第二医院

蔡　璨　重庆医科大学附属第二医院

主编简介

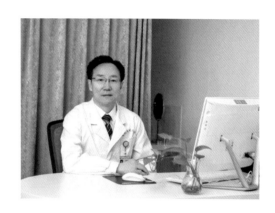

梅浙川，重庆医科大学附属第二医院原副院长，主任医师，二级教授，博士生导师，重庆市学术技术（消化内科学）带头人，重庆英才·创新领军人才，享受国务院政府特殊津贴。从事消化内科临床、科研和教学工作 30 余年，从事医院管理工作 10 余年。现任中华医学会消化内镜学分会委员、清洗消毒学组组长，中国医师协会消化医师分会常委，中国医师协会内镜医师分会常委，中国医疗保健国际交流促进会消化疾病专业委员会副主任委员，国家消化内科专业医疗质量控制中心专家委员会委员，国家科技重大专项首席专家，重庆市医师协会副会长。医疗技术水平过硬，具有扎实的理论基础和丰富的临床经验，2003 年获得"重庆市非典防治工作先进个人"，其主持的《三峡库区重庆段炭疽墓群卫生清理及其评价方法的研究》于 2005 年获得重庆市科技进步三等奖，主持的《无痛苦胃镜技术的临床应用及安全性研究》于 2008 年获得重庆市卫生局医学科技成果三等奖，主持的《胃食管反流病数字诊断高端创新装备》于 2018 年获得重庆市科技进步三等奖。在中晚期肝脏疾病的诊断治疗及消化内镜技术应用方面有较深的造诣，率先在重庆市开展无痛苦胃肠镜检查及

内镜下食管胃静脉曲张治疗术。率先在重庆市应用推广食管静脉曲张密集结扎方法治疗食管曲张静脉破裂出血，该技术在西南地区处于领先地位，目前已在重庆市25个区县医院进行推广，理论培训人数2000余人，操作培训人数45人，基层医院覆盖率达90%，取得了良好的社会效益。牵头组织重庆市消化专家制定了《重庆市胃肠镜检查规范及质控要求》，同时配套制作了胃肠镜检查采图方法及图例壁报、胃肠镜标准化操作视频，在重庆市乃至全国范围内广泛推广，并在重庆市成功举办了"重庆市消化内镜早癌诊断暨优秀病例评比活动"，具有重大的社会价值。作为大会主席主持"第三届全国消化感染性疾病学术大会""第九届全国胃病学术大会""2019全国食管胃静脉曲张及其伴发疾病诊治研讨会"等全国性重要学术会议，每年主持召开"重庆市消化病学及消化内镜学术年会"，促进了重庆市消化病学及消化内镜专业的发展。参与编写《中国早期结直肠癌筛查流程专家共识意见（2019，上海）》，为早癌防治提供了临床指南意见。参与编写《中国消化内镜诊疗相关肠道准备指南（2019，上海）》，为内镜相关肠道准备提供了临床指南意见。

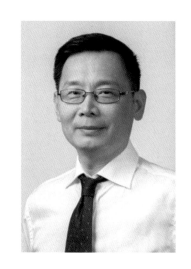

何松，医学博士，重庆医科大学附属第二医院消化内科主任，主任医师，教授，博士生导师，博士后合作导师，美国贝勒医学院访问学者，国家自然科学基金评审专家。现任重庆医学会消化内镜分会主任委员，国家卫健委能力建设和继续教育消化病学专家委员会委员，中华医学会消化内镜学分会早癌协作组委员，中国医师协会消化医师分会胃食管反流病（gastroesophageal reflux disease，GERD）专业委员会委员，中国中西医结合学会消化内镜分会静脉曲张专业委员会委员，海峡两岸医药卫生交流协会消化病学分会第三届委员会委员。担任《中华肝脏病杂志》特邀编委和多个杂志的审稿专家。2009 年 10 月获国家留学基金资助，以访问学者身份在美国贝勒医学院（Baylor College of Medicine）分子病毒学与微生物学系从事乙肝病毒 HBx 蛋白与肝癌的关系研究，师从贝蒂·L·斯莱格尔（Betty L Slagle）教授。现主要研究方向为消化系统肿瘤转移与肿瘤微环境的交互作用及机制。先后主持国家级和省部级课题 10 余项，其中主持国家自然科学基金和科技部重点专项子课题各 1 项。近年来发表论文 70 余篇，其中 SCI 30 余篇，包括国际顶刊杂志 *The Lancet Gastroenterology & Hepatology*（影响因子 45.042）、*Gastroenterology*（影响因子 33.883）、*Signal Transduction and Targeted Therapy*（影响因子 13.439）、*American*

Journal of Gastroenterology（影响因子 12.045）、*Endoscopy*（影响因子 10.473）、*Gastrointestinal Endoscopy*（影响因子 7.7）。主编著作 3 部，参编著作 5 部。先后培养硕士、博士及博士后 50 余名。带领团队在重庆市近 50 家医院积极推广食管胃静脉曲张内镜下诊疗技术，覆盖率达 95% 以上；帮助 90% 的重庆市基层医院掌握了食管胃静脉曲张套扎术和组织胶注射术，均取得了良好的社会效益和经济效益。在重庆市范围内建立并推广了规范的门脉高压综合诊疗体系，在理论及技术上均达到全国先进水平。一直致力于重庆市消化道肿瘤的早诊早治工作，在市级层面建立了消化道早癌筛查-精查-人工智能辅助诊断-微创治疗-病理一体化技术体系，使重庆市的消化道肿瘤早诊率由 2015 年的 6.16% 提升至 2022 年的 22.86%，达到了全国领先水平。从事临床工作 30 余年，擅长处理消化内科各种急危重症，尤其是慢性肝病、消化道早癌及炎症性肠病的诊治，熟练掌握内镜下食管曲张静脉套扎术、胃底静脉曲张组织胶注射术、急诊止血等技术，以及超声引导下介入性诊断和治疗。

序

这是国内第一部基于具有自主知识产权的国产高清消化内镜设备的消化内镜诊断图谱，为此书作序，我感受到一种强烈的使命感。

消化内镜检查是诊断消化道疾病最重要的手段，而消化内镜设备是影响消化内镜检查质量的客观要素。长久以来，国内各级医疗机构所使用的消化内镜设备均为日本进口品牌。由此带来两方面困境，一是医疗成本居高不下，进口设备不仅购置成本高，后期使用和维保费用也是内镜中心运营的主要成本，不仅如此，先进设备集中在大中城市的大型医院，从而加剧了老百姓"就医难"的问题；二是学术发展形成壁垒，以电子染色技术和光学放大技术为代表的内镜诊断理论体系几乎全部形成于日本，虽然近些年我国消化内镜诊断和治疗技术取得长足发展，但国际范围内发挥学术引领作用的核心团队依然以日本专家为主。要想打破这一局面，我们只能靠自己突破技术难关，构建自己的理论体系。

近几年来，我们欣喜地看到一系列国产消化内镜设备从无到有，从初步探索到临床应用，并逐步走向成熟。其中，以聚谱成像技术（spectral focused imaging，SFI）和光电复合染色成像技术（versatile intelligent staining technology，VIST）为代表的具有自主知识产权的国产高清消化内镜设备令人印象深刻。SFI 模式保持与白光模式相似的图像色调，同时凸显图像的红、白颜色对比度，且在中远距离观察的情况下具备与白光模式相同的图像亮度，有助于消化道疾病的筛查。VIST 模式结合光学染色和电子染色的优势，可更好地观察黏膜浅层的细微结构和血管形态。新一代 VIST 采用 LED 光源，摒弃了滤光转轮而直接采用光谱组合的方案，使图像亮度更高。

　　本书收集了大量临床检查图像，向读者展示了国产高清消化内镜设备的图像品质。希望这些图像能让临床一线的内镜医生对具有自主知识产权的国产技术进展拥有信心，对使用国产高清内镜设备开展临床工作拥有信心。我们有理由相信，在不远的将来，国产消化内镜设备一定能在核心技术方面取得更多突破，为医疗卫生事业的高质量发展作出更大贡献。

2023 年 8 月

前 言

消化内镜设备是用于检查和治疗消化道疾病的最主要也是最重要的医疗设备。近年来,国产消化内镜设备在成像技术和使用功能方面取得长足进步,市场占有率也从几乎空白增长到 10% 以上。我们团队在 2018 年到 2022 年间承担了国家重点研发计划《基于区域医联体模式的国产创新诊疗设备应用示范》的子课题《国产创新诊疗设备在消化道早癌"精查及微创治疗"中的应用示范》。我们遴选出以聚谱成像技术(spectral focused imaging,SFI)和光电复合染色成像技术(versatile intelligent staining technology,VIST)为代表的具有自主知识产权的国产高清消化内镜设备,并在重庆和贵州两地的 3 个示范中心、5 个示范点进行长达 4 年时间的应用示范。其间,我们对国产高清消化内镜设备从陌生到熟悉,促使产品完成了从 HD-500 到 HD-550 的技术升级,使同类国产消化内镜设备的市场占有率和临床使用率均大幅提升。

SFI 和 VIST 相对于普通白光成像技术,具有独特技术优势和广泛应用前景。因此,我们团队联合国内多个中心,收集、整理了大量基于国产消化内镜设备白光、SFI 和 VIST 模式从咽部、食管、胃、十二指肠、结直肠到肛门的临床诊疗图像,包括正常消化道黏膜和消化道常见疾病的内镜图像。通过对这些图像的分析和比较,可以更好地了解和评估 SFI 和 VIST 的成像效果,为临床医生提供更准确的诊断和治疗指导。同时,本书还将介绍 SFI 和 VIST 的优势和应用领域,展示并解读大量临床实践中的应用案例,使读者更好地理解和应用 SFI 和 VIST,提高消化道疾病的诊断和治疗水平。

春秋更替，时光荏苒，回首往日，皆是回忆。近四年的颠簸周折里，有太多的感谢之情不能付之于笔。在此，诚挚地感谢各级领导的支持和关心，感谢各兄弟单位对我们团队提供的多学科协助，感谢为此书辛勤付出的每一位编者，感谢配合病例图片拍摄的内镜护士，感谢深圳开立生物医疗科技股份有限公司。

山有顶峰，湖有彼岸，感谢在这漫漫长路中助我们登山渡海的每一位老师、同学和朋友。

2023 年 8 月

目　录

第五章　胃篇 / 073

第六章　十二指肠篇 / 142

第七章　结直肠篇 / 163

第一章　聚谱成像和光电复合染色成像的技术原理

一、四波长复合 LED 光源的简介

VLS-55 系列四波长复合 LED 光源由四种不同颜色的 LED 光经二向色镜滤光后合束构成，形成由红光（R）、绿光（G）、蓝光（B）和蓝紫光（V）构成的照明光谱（图 1-1-1）。R、G、B、V 四种不同颜色的光的发光比例可根据不同的照明模式需求设定，从而实现不同的临床应用目的。

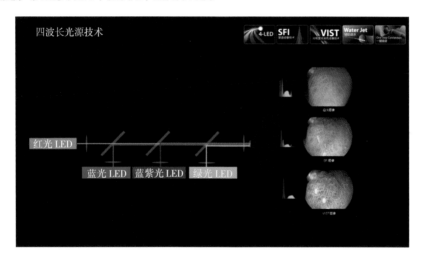

图 1-1-1　搭载 VLS-55 系的全高清内镜系统 HD-550

白光（white light，WL）模式、聚谱成像技术（spectral focused imaging，SFI）模式、光电复合染色成像技术（versatile intelligent staining technology，VIST）模式的光谱形状具有显著差异，如图 1-1-2 所示。

1. 白光模式

白光模式用于常规观察，其光谱形状由 R、G、B 三种颜色的光构成，具备高显色指数（color render index，CRI，高显色指数即 CRI ≥ 90）的特点，能够最大限度地还原被观察对象的真实颜色。

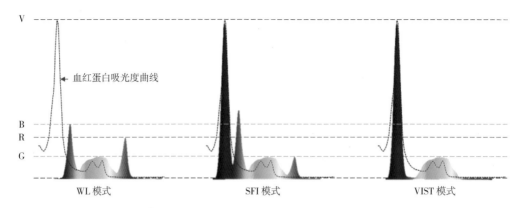

图 1-1-2 白光模式、SFI 模式、VIST 模式照明光谱对比

2. SFI 模式

SFI 模式相比白光模式而言，增加了主波长位于 415 nm 的 V，并适当增加了 B、适当降低了 R。由血红蛋白吸光度曲线可知，血红蛋白最大吸收峰位于 415 nm，因此 SFI 模式下的照明光谱相对于白光模式的照明光谱能够更好地凸显黏膜浅层血管；适当增加 B 和适当降低 R 也是依据血红蛋白吸光度曲线而作出的判断。SFI 模式下的图像处理算法能够进一步增强血管区域与非血管区域的颜色和结构对比度。由此可见，SFI 模式下的黏膜血管对比度相较于白光模式得到显著提升；同时，SFI 模式保留了丰富的光谱信息，因而能够以接近白光图像的色调实现高亮度和高颜色对比度成像，特别适用于在中远距离下进行快速、大范围的病灶筛查（图 1-1-3）。

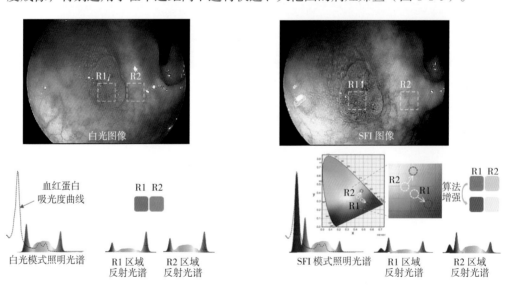

图 1-1-3 SFI 模式的技术原理以及与白光模式的图像效果对比

3. VIST 模式

VIST 模式相比 SFI 模式而言，在 SFI 模式光谱形状基础上舍弃了 B、R，保留 V、G 这两个与血红蛋白最大吸收峰、次级吸收峰对应的光谱波段，进而能够最大限度地凸显浅层黏膜血管和中层黏膜血管。VIST 模式特别适用于在中近距离下进行病灶精确观察（图 1-1-4）。

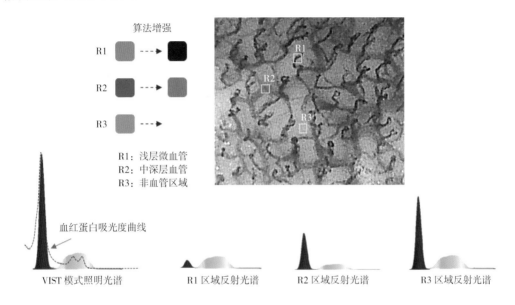

图 1-1-4　VIST 模式的技术原理

二、SFI 和 VIST 的临床应用简介

SFI 和 VIST 是国产高清消化内镜设备中具有自主知识产权的电子染色技术。SFI 模式将多光谱照明技术与数字图像处理技术结合，具有高图像亮度、高结构对比度和高颜色对比度的特点，能在中远景观察距离下快速识别和筛查病灶，满足内镜下对"早癌"的全面快速筛查和诊断的要求。VIST 模式结合了光学染色和电子染色的优势，采用血液吸收主峰 + 次峰对应的照明光谱，图像对比度更佳，能更好地观察黏膜浅层的细微结构和血管变化，更有利于病灶的近景观察。

三、SFI 和 VIST 的临床应用进展

1. SFI 的临床应用进展

SFI 模式在保持与白光模式相似的图像色调的同时凸显了图像的颜色对比度，且

在远距离观察的情况下具备与普通白光模式相同的图像亮度，有助于消化道疾病的大范围扫查和早癌筛查。

图 1-1-5 所示为胃窦近幽门处病变的白光图像与 SFI 图像对比。白光图像中虚线所示病灶与正常组织的边界不清晰，而 SFI 图像中红色充血区域和白色糜烂区域得到显著增强。

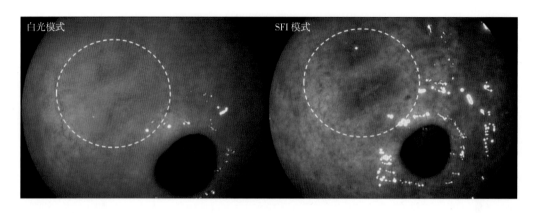

图 1-1-5　胃窦近幽门处病变

临床试验表明，SFI 模式可能是一种潜在的慢性胃炎诊断的有效工具。如图 1-1-6 所示，白光模式下几种类型的慢性胃炎（慢性非萎缩性胃炎、中度慢性萎缩性胃炎、重度慢性萎缩性胃炎）病变区域颜色相似，黏膜表面结构的区别也不明显；而 SFI 模式下，病变区域与正常组织的颜色和结构对比得到显著提升。慢性非萎缩性胃炎患者的 SFI 图像中，黏膜表面表现出部分充血，但黏膜整体较为光滑；中度慢性萎缩性胃炎患者的 SFI 图像中，黏膜表面表现出凹凸不平的结构；重度慢性萎缩性胃炎患者的 SFI 图像中，病变区域黏膜出现大面积凹陷，与正常组织相比呈深紫色。

2. VIST 的临床应用进展

VLS-55 系列 LED 光源采用新一代 VIST，摒弃了滤光转轮而直接采用光谱组合的方案，具备更高的图像亮度。图 1-1-7 显示了 VLS-55Q 在 VIST 模式下的优秀表现。白光图像中，隆起区域的表面轮廓不清晰，无法判定病变性质（增生性息肉、腺瘤、腺癌）；而 VIST 图像中，隆起区域的表面血管轮廓和腺管清晰可见，因此可以判定为结肠腺瘤。

| 白光模式 | SFI 模式 | 病理图像 |

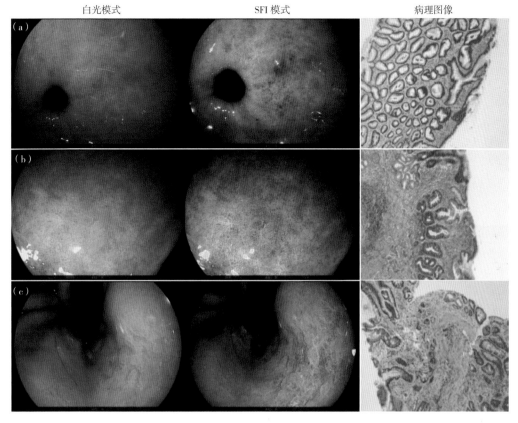

（a）慢性非萎缩性胃炎； （b）中度慢性萎缩性胃炎； （c）重度慢性萎缩性胃炎

图 1-1-6　SFI 模式有助于慢性胃炎分类诊断

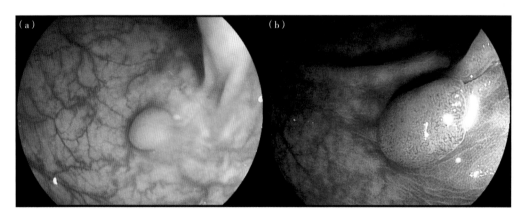

（a）白光图像：隆起区域表面轮廓不清晰，无法判定病变性质； （b）VIST 图像：隆起区域表面血管轮廓和腺管清晰可见，可以判定为结肠腺瘤

图 1-1-7　新一代 VIST 在病变性质判断中的优秀表现

在另一例使用 VLS-55Q 搭配 HD-550 处理器的肠镜临床检查中，医生将白光模式切换为 SFI 模式后，发现了先前在白光模式下被漏诊的一处微小病变（图 1-1-8）。该处病变在白光模式下的色调与正常组织几乎没有区别，位置隐蔽，且被粪液掩盖，是临床上极易漏诊的病例。SFI 模式下，病变区域呈紫红色，与正常黏膜组织的颜色区别得到凸显。切换为 VIST 模式近距离观察时，可以发现病变区域变粗的血管结构（棕色）。取活检后病理分析表明该处病变为低级别上皮内瘤变（癌前病变）。该病例的成功诊断，表明联合 SFI 模式与 VIST 模式进行病变筛查和诊断具有广阔的应用前景。

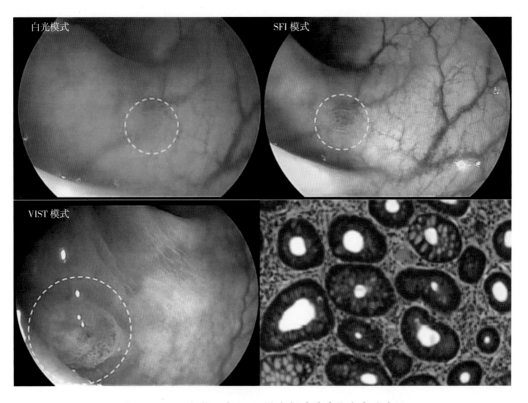

图 1-1-8　SFI 与新一代 VIST 结合提升早癌检出率的病例

（深圳开立生物医疗科技股份有限公司　邱建军）

（图片来自：深圳大学附属华南医院　黄思霖，南方医科大学深圳医院　龚伟）

第二章　消化道正常黏膜

第一节　咽部正常黏膜

咽部从上至下依次分为鼻咽部、口咽部及喉咽部三部分。以会厌为界，内镜通过的部分为口咽部、喉咽部。在喉口两侧各有一深窝，称为梨状隐窝，为内镜进入食管的解剖标志。

咽部内镜图像如图 2-1-1—图 2-1-9 所示。

（重庆医科大学附属第二医院　李娟）

图例1　正常咽部及声门

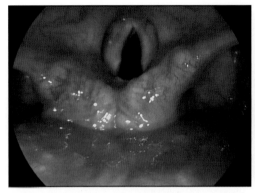

图 2-1-1　白光模式观察

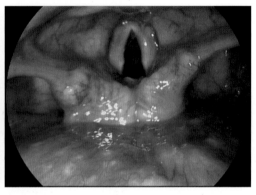

图 2-1-2　SFI 模式观察

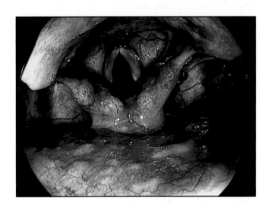

图 2-1-3　VIST 模式观察

白光模式观察：正常咽部及声门内镜图像。

SFI 模式观察：血管纹理显示更清楚，黏膜光滑、呈淡粉色。

VIST 模式观察：血管纹理显示更清楚，黏膜呈蓝绿色。

（图片来自：重庆医科大学附属第二医院　卢俊宇，陆军军医大学第二附属医院　彭学）

图例2　左侧披裂及梨状隐窝

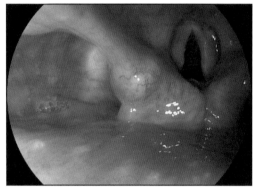

图 2-1-4　白光模式观察

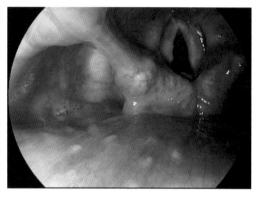

图 2-1-5　SFI 模式观察

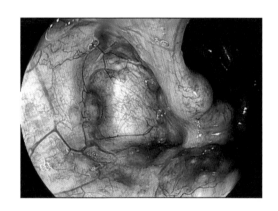

图 2-1-6　VIST 模式观察

白光模式观察：左侧披裂及梨状隐窝内镜图像。

SFI 模式观察：黏膜血管纹理更清楚，黏膜呈淡粉色，色均匀。

VIST 模式观察：黏膜显示更清晰，血管纹理更清楚。

（图片来自：重庆医科大学附属第二医院　卢俊宇，陆军军医大学第二附属医院　彭学）

图例3 右侧披裂及梨状隐窝

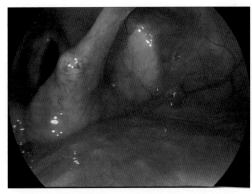

图 2-1-7 白光模式观察

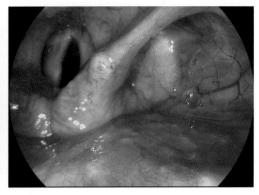

图 2-1-8 SFI 模式观察

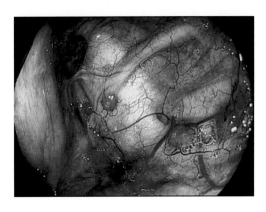

图 2-1-9 VIST 模式观察

白光模式观察：右侧披裂及梨状隐窝内镜图像。

SFI 模式观察：黏膜血管纹理更清楚，黏膜呈淡粉色，色均匀。

VIST 模式观察：黏膜显示更清晰，血管纹理更清楚。

（图片来自：重庆医科大学附属第二医院 卢俊宇，陆军军医大学第二附属医院 彭学）

第二节　食管正常黏膜

一、食管的解剖

食管起于环状软骨下缘，经过颈部、纵隔、腹部，止于贲门。成人的食管总长度为 23~28 cm 不等，平均长度为 25 cm。门齿到食管入口的距离约为 15 cm，食管入口到贲门的距离约为 25 cm，故门齿到贲门全长约为 40 cm。食管是肌性管状器官，因此直径有很大的伸缩性，成人的食管直径为 15~25 mm。食管颈部在入口处下方与左右甲状腺相邻；食管上段前方为气管膜部，距门齿约 25 cm 处左侧为主动脉弓横跨食管，右侧为奇静脉横跨，下方为左支气管从前方向左侧走行，后方与脊柱相邻；食管下段前方为左心房，后方偏左与降主动脉相邻。

在形态上，食管的特点是存在 3 个生理性狭窄：第一狭窄为食管的起始处；第二狭窄位于主动脉弓和气管分叉处，距门齿 23~25 cm，此处可见主动脉搏动；第三狭窄位于膈肌裂孔处，该处随呼吸运动而开合，吸气时闭合，呼气时开大（图 2-2-1）。

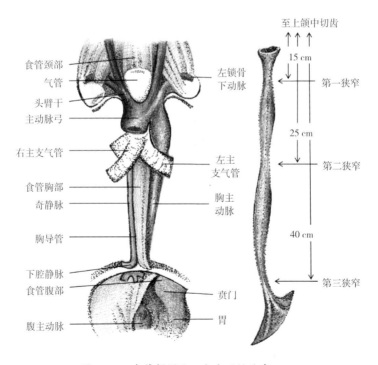

图 2-2-1　食管解剖及 3 个生理性狭窄

二、食管壁的结构

食管壁从腔内至腔外依次为黏膜层、黏膜下层、固有肌层及外膜（图2-2-2）。黏膜层由黏膜上皮（epithelium mucosa，EP）、黏膜固有层（lamina propria mucosa，LPM）、黏膜肌层（muscularis mucosa，MM）构成。食管胃连接部由食管鳞状上皮与胃柱状上皮构成鳞-柱交接部（squamo-columnar junction，SCJ），呈直线或锯齿状，又称"齿状线"。黏膜下层（submucosa，SM）为疏松结缔组织，由弹性纤维及胶原纤维构成，内含黏液性的食管腺。固有肌层（muscularis propria，MP）分环肌与纵肌两层，食管上1/3为横纹肌，向下逐渐增加平滑肌，下1/2为平滑肌。食管与胃、肠管不同，没有浆膜，外膜由疏松结缔组织组成。

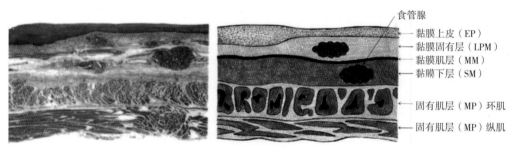

图2-2-2　食管壁正常组织结构

三、正常食管内镜图像

正常食管黏膜呈淡红色，有比较明显的毛细血管网，内镜下能够观察到的血管主要位于黏膜固有层至黏膜下层。食管上段和中段为树枝状血管网（图2-2-3—图2-2-8），而食管入口处和下段为纵行血管网（图2-2-9—图2-2-11）。纵行血管网达食管胃连接部（esophagogastric junction，EGJ），有的越过柱状上皮1~2 mm。

食管胃连接部一般以纵行胃皱襞口端作为标记，而鳞柱交界线为淡红色的食管鳞状上皮和橘红色的胃柱状上皮的交界，正常情况下两者处于同一位置，病理状态有时两者不一致，如巴雷特食管（Barrett esophagus）。

（重庆医科大学附属第二医院　李娟）

图例1 正常食管上段黏膜

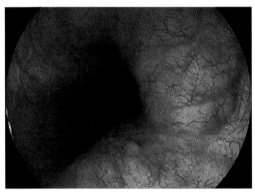

图 2-2-3 白光模式观察

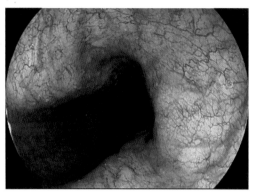

图 2-2-4 SFI 模式观察

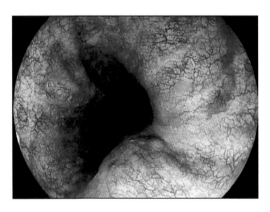

图 2-2-5 VIST 模式观察

白光模式观察：正常食管上段黏膜内镜图像。

SFI 模式观察：血管纹理显示更清楚，呈树枝状排列，黏膜光滑、呈淡粉色。

VIST 模式观察：血管纹理显示更清楚，黏膜呈蓝绿色。

（图片来自：重庆医科大学附属第二医院　卢俊宇，陆军军医大学第二附属医院　彭学）

图例2　正常食管中段黏膜

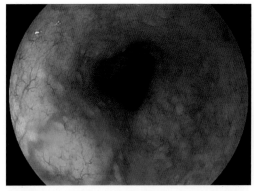

图 2-2-6　白光模式观察

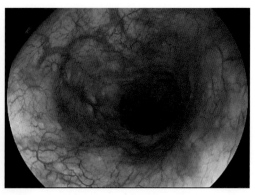

图 2-2-7　SFI 模式观察

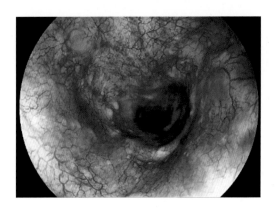

图 2-2-8　VIST 模式观察

白光模式观察：正常食管中段黏膜内镜图像。

SFI 模式观察：血管纹理显示更清楚，呈树枝状排列，黏膜光滑、呈淡粉色。

VIST 模式观察：血管纹理显示更清楚，黏膜呈蓝绿色。

（图片来自：重庆医科大学附属第二医院　卢俊宇，陆军军医大学第二附属医院　彭学）

图例3 正常食管下段黏膜

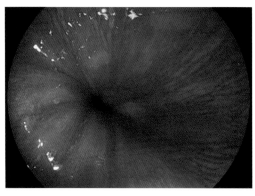

图 2-2-9 白光模式观察

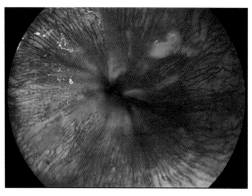

图 2-2-10 SFI 模式观察

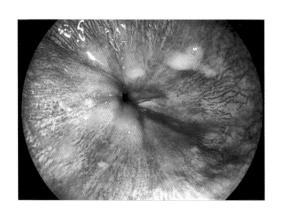

图 2-2-11 VIST 模式观察

白光模式观察：正常食管下段黏膜内镜图像。

SFI 模式观察：血管纹理显示更清楚，呈纵行栅栏状排列，黏膜光滑、呈淡粉色。

VIST 模式观察：血管纹理显示更清楚，黏膜呈蓝绿色。

（图片来自：重庆医科大学附属第二医院　卢俊宇，陆军军医大学第二附属医院　彭学）

第三节　胃正常黏膜

胃是一个袋状的空腔器官，为贲门和幽门之间的部分，从左膈下绕过脊柱向右侧移行，包含胃底、胃体、胃角以及胃窦的大弯、小弯、前壁、后壁等部分。通常将胃大弯和胃小弯三等分，从口侧至肛侧分为上部（U）、中部（M）、下部（L），除贲门和幽门较为固定外，其他部分随体位以及胃内气体量的多少而发生移动及体积变化。胃壁由黏膜层、黏膜下层、固有肌层和浆膜层组成。黏膜层又可分为上皮层、固有层和黏膜肌层，固有层包含贲门腺、胃底腺和幽门腺。贲门腺位于食管胃连接部至其下方 1 cm 左右，主要功能为分泌黏液。胃底腺又称"泌酸腺"，其细胞种类主要有壁细胞（分泌盐酸）、主细胞（分泌胃蛋白酶原）和颈黏液细胞（分泌黏液）。幽门腺为黏液腺，并分布有较多的 G 细胞（分泌胃泌素）。胃的固有肌层呈外环内纵走行，胃体部最内层为斜肌。浆膜层在胃大弯及胃小弯处较厚，其内穿行分布的供应动脉主要有胃左动脉、胃右动脉、胃网膜左动脉、胃网膜右动脉、胃短动脉等，这些均为肝总动脉和脾动脉的分支。

正常胃黏膜无幽门螺杆菌（*Helicobacter pylori*，HP）感染，是无萎缩、中性粒细胞浸润、肠上皮化生等组织学胃炎的状态。内镜下可见胃黏膜光滑、富有光泽，胃内黏液稀薄，胃体大弯的皱襞细小、呈直线走行。因胃黏膜较厚，除胃底外无血管透见的表现；存在萎缩性胃炎时，胃底腺发生萎缩，胃黏膜变薄，内镜下可出现血管透见。胃体下部至胃角小弯存在于黏膜上皮下的集合细静脉呈规则排列的鸟爪样红点形态，称为集合静脉规则排列（regular arrangement of collecting venule，RAC），内镜下 RAC 的表现常提示胃黏膜无 HP 感染。

胃正常黏膜内镜图像如图 2-3-1—图 2-3-21 所示，除菌成功后再生胃底腺黏膜内镜图像如图 2-3-22—图 2-3-25 所示。

（重庆医科大学附属第二医院　易航）

图例1　胃正常黏膜（一）

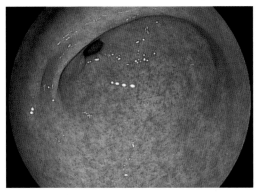

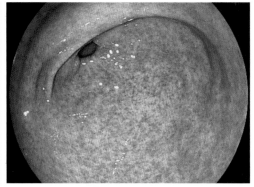

图 2-3-1　白光模式观察正常胃窦黏膜，可见黏膜光滑

图 2-3-2　SFI 模式观察正常胃窦黏膜，可见黏膜光滑，呈均匀橘红色

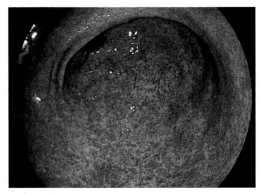

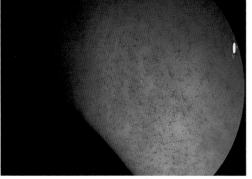

图 2-3-3　VIST 模式观察正常胃窦黏膜，可见黏膜呈均匀褐色

图 2-3-4　白光模式观察正常胃体下部黏膜，可见黏膜光滑，RAC+

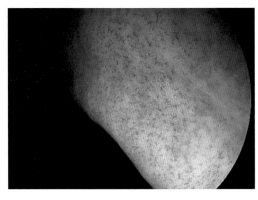

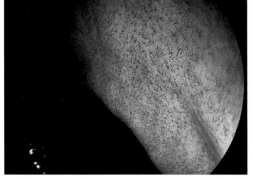

图 2-3-5　SFI 模式观察正常胃体下部黏膜，可见黏膜光滑，RAC+

图 2-3-6　VIST 模式观察正常胃体下部黏膜，可见黏膜光滑，RAC+

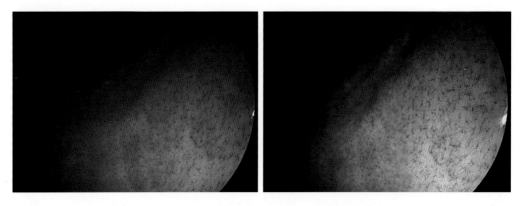

图 2-3-7　白光模式观察正常胃体下部黏膜，可　图 2-3-8　SFI 模式观察正常胃体下部黏膜，可见
　　　　见黏膜光滑，RAC+　　　　　　　　　　　　　RAC+

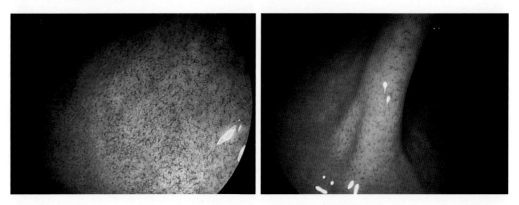

图 2-3-9　VIST 模式观察正常胃体下部黏膜，可　图 2-3-10　白光模式观察正常胃角黏膜，可见黏
　　　　见 RAC+　　　　　　　　　　　　　　　　　　膜光滑，RAC+

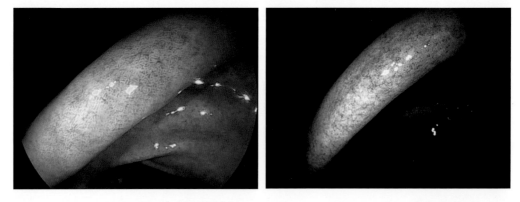

图 2-3-11　SFI 模式观察正常胃角黏膜，可见　图 2-3-12　VIST 模式观察正常胃角黏膜，可见
　　　　RAC+　　　　　　　　　　　　　　　　　　RAC+

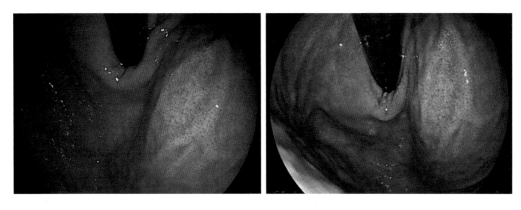

图 2-3-13　白光模式观察正常胃底黏膜，可见黏　图 2-3-14　SFI 模式观察正常胃底黏膜，可见黏
膜光滑，RAC+　　　　　　　　　　　　　　　　膜光滑，RAC+

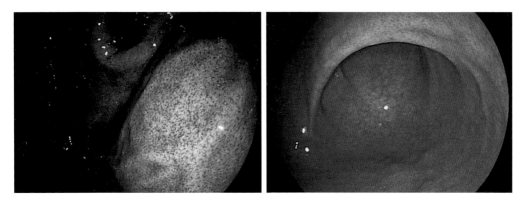

图 2-3-15　VIST 模式观察正常胃底黏膜，可见　图 2-3-16　白光模式观察正常胃底黏膜，可见黏
黏膜光滑，RAC+　　　　　　　　　　　　　　　膜光滑，RAC+

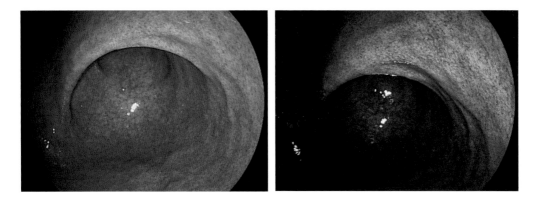

图 2-3-17　SFI 模式观察正常胃底黏膜，可见黏　图 2-3-18　VIST 模式观察正常胃底黏膜，可见
膜光滑，RAC+　　　　　　　　　　　　　　　　黏膜光滑，RAC+

（图片来自：重庆医科大学附属第二医院　卢俊宇）

图例2　胃正常黏膜（二）

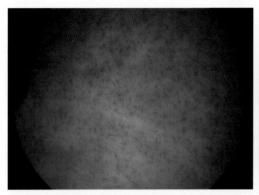

图 2-3-19　白光模式观察正常胃黏膜，可见 RAC+

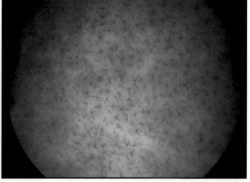

图 2-3-20　SFI 模式观察正常胃黏膜，可见 RAC+

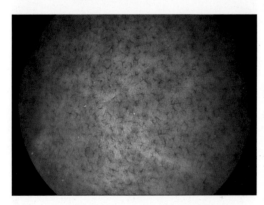

图 2-3-21　VIST 模式观察正常胃黏膜，可见 RAC+

（图片来自：陆军军医大学第二附属医院　彭学）

图例3　除菌成功后再生胃底腺黏膜

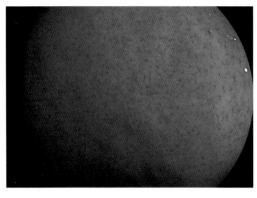

图 2-3-22　除菌成功后，白光模式观察，可见胃体下部小弯侧黏膜光滑，RAC+

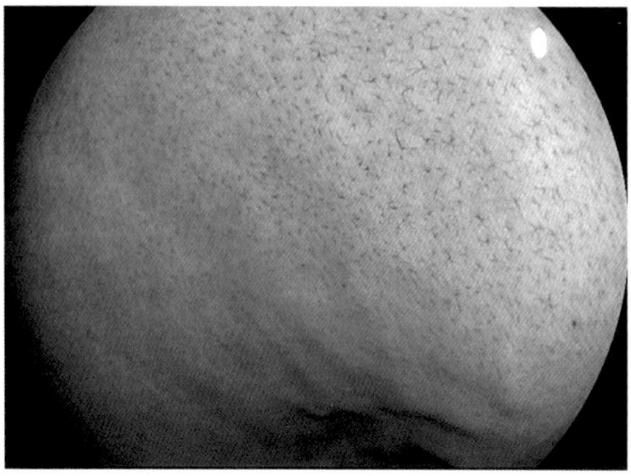

图 2-3-23　除菌成功后，SFI 模式观察，可见胃体下部小弯侧黏膜光滑，RAC+ 更加清晰

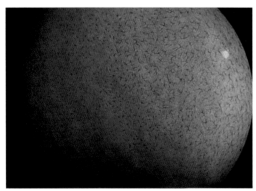

图 2-3-24　除菌成功后，VIST 模式观察，可见胃体下部小弯侧黏膜光滑，RAC+ 更加清晰

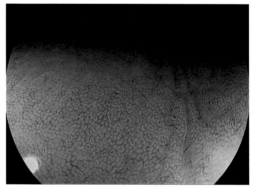

图 2-3-25　VIST 模式放大观察，胃体下部小弯侧黏膜可见呈圆形或卵圆形的"小黑点"，即再生的胃底腺腺窝开口，提示除菌成功

（图片来自：重庆医科大学附属第二医院　卢俊宇）

第四节　十二指肠正常黏膜

　　十二指肠起于幽门，止于屈氏韧带，位于胃与空肠之间，全长约 25 cm。十二指肠的起始、终末两端被腹膜包裹，为腹膜内位，活动度较大，其余大部分被腹膜覆盖并固定于腹后壁。十二指肠整体呈"C"形走行，内侧包绕胰头，后壁与下腔静脉及右肾相邻，前壁与肝右叶、胆囊、横结肠相邻。十二指肠根据形态、位置可分为上部（又称"球部"）、降部、水平部和升部。十二指肠球部肠壁较薄，管径较大，黏膜面光滑平坦，无环状皱襞，是十二指肠溃疡及溃疡穿孔的好发部位。十二指肠降部是整个胃肠道结构中最为特殊及复杂的部位，为胆胰管共同开口汇入的部位。降部的黏膜主要形成环状皱襞，后内侧壁上有一纵行的皱襞称为十二指肠纵襞，其下端的隆起为十二指肠主乳头，为胆胰壶腹部的开口处，主乳头上方 1~2 cm 处有时可见副乳头，为副胰管的开口处。十二指肠壁由黏膜层、黏膜下层、固有肌层和浆膜层（一般只在前面）构成，十二指肠球部至乳头附近的黏膜下层中存在十二指肠腺（duodenal gland）[又称"布伦纳腺（Brunner's gland）"]，主要功能为分泌碳酸氢盐，内镜下有时可见十二指肠腺增生（duodenal gland hyperplasia）[又称"布伦纳腺增生（Brunner's gland hyperplasia）"]，常被误认为息肉。

　　十二指肠球部正常黏膜内镜图像如图 2-4-1—图 2-4-3 所示，十二指肠降部正常黏膜内镜图像如图 2-4-4—图 2-4-6 所示。

（重庆医科大学附属第二医院　易航）

图例1 十二指肠球部正常黏膜

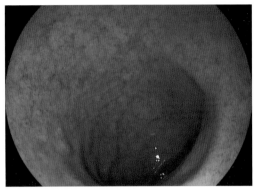

图 2-4-1　白光模式观察

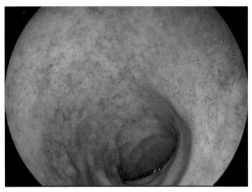

图 2-4-2　SFI 模式观察

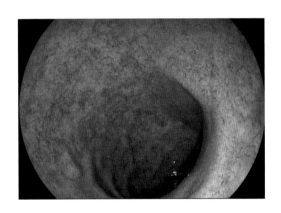

图 2-4-3　VIST 模式观察

白光模式观察：白光模式观察十二指肠球部正常黏膜，可见黏膜光滑。

SFI 模式观察：SFI 模式观察十二指肠球部正常黏膜。

VIST 模式观察：VIST 模式观察十二指肠球部正常黏膜。

（图片来自：陆军军医大学第二附属医院　彭学）

图例2 十二指肠降部正常黏膜

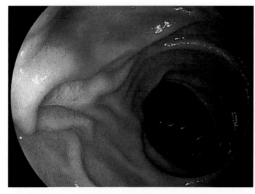

图 2-4-4 白光模式观察　　　　　　　　　　　　图 2-4-5 SFI 模式观察

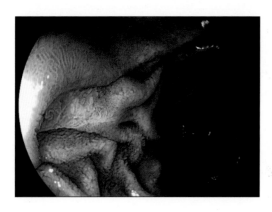

图 2-4-6 VIST 模式观察

白光模式观察：白光模式观察十二指肠降部正常黏膜及主乳头，可见十二指肠主乳头开口呈绒毛状，上缘皱襞黏膜包裹。

SFI 模式观察：SFI 模式观察十二指肠降部正常黏膜及主乳头。

VIST 模式观察：VIST 模式观察十二指肠降部正常黏膜及主乳头。

（图片来自：重庆医科大学附属第二医院　卢俊宇）

第五节　结直肠正常黏膜

结直肠是消化管的下段，长度约 1.5 m，全程围绕空肠及回肠，包括盲肠、阑尾、升结肠、横结肠、降结肠、乙状结肠、直肠几个部分。因结肠肝曲、结肠脾曲、降结肠和乙状结肠交界处、直肠和乙状结肠交界处弯曲较为明显，有时插入内镜在上述弯曲处会较难通过。通常结肠肝曲、脾曲和直肠固定于腹壁，活动度较小，结肠其他部分有一定活动度，插入内镜时一旦肠管被过分伸展、短缩，被检查者会感觉不适或腹痛。结肠带、结肠袋和肠脂垂是结肠和盲肠所具有的特征性结构。结肠带有 3 条，由肠壁的纵肌增厚所形成，沿结肠的纵轴平行排列，3 条结肠带汇聚于阑尾根部。结肠袋是肠壁由横沟隔开并向外膨出的囊状突起，内镜下表现为结肠半月形皱襞，其背侧容易成为观察的盲区。肠脂垂是由浆膜和其所包含的脂肪组织组成的分布于结肠带两侧的小突起，内镜下无法观察到。直肠内面有 3 个直肠横襞（transverse fold of rectum，又称"Houston 瓣"），最上方的直肠横襞接近直乙交界，位于直肠左侧壁上，距肛门约 11 cm；中间的直肠横襞位于直肠壶腹稍上方的右前壁上，距肛门约 7 cm，相当于直肠前壁腹膜反折的水平；最下方的直肠横襞位置不恒定，一般位于直肠左侧壁上，距肛门约 5 cm。

正常结直肠内镜图像如图 2-5-1—图 2-5-11 所示。

（重庆医科大学附属第二医院　易航）

图例 正常结直肠

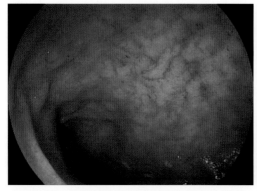

图 2-5-1 回肠末段

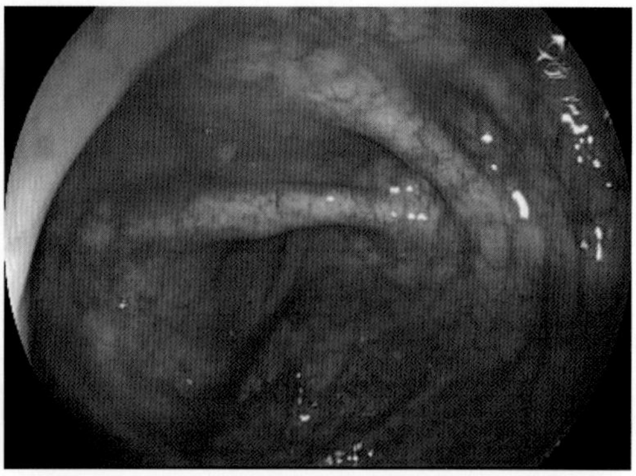

图 2-5-2 阑尾口

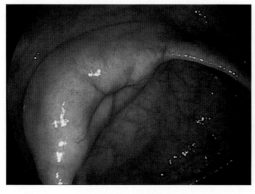

图 2-5-3 回盲瓣

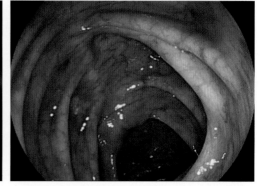

图 2-5-4 升结肠

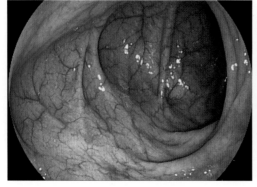

图 2-5-5 结肠肝曲

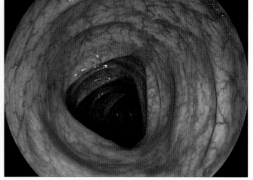

图 2-5-6 横结肠

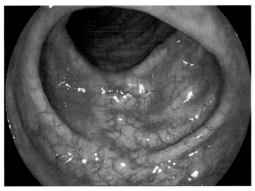

图 2-5-7　结肠脾曲

图 2-5-8　降结肠

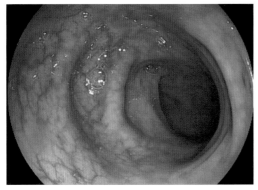

图 2-5-9　乙状结肠

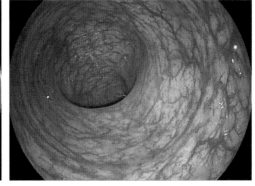

图 2-5-10　直肠

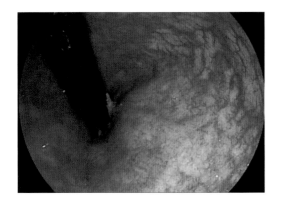

图 2-5-11　直肠（倒镜观察）

（图片来自：重庆医科大学附属第二医院　卢俊宇）

参考文献

[1] 丁文龙，刘学政.系统解剖学［M］.9版.北京：人民卫生出版社，2018.

[2] 芳野纯治，浜田勉，川口实.内镜诊断与鉴别诊断图谱：上消化道［M］.王轶淳，
     孙明军，译.2版.沈阳：辽宁科学技术出版社，2014.

[3] 李继承，曾园山.组织学与胚胎学［M］.9版.北京：人民卫生出版社，2018.

[4] 加藤元嗣，井上和彦，村上和成，等.京都胃炎分类［M］.吴永友，李锐，译.沈阳：
     辽宁科学技术出版社，2018.

[5] 姜泊.胃肠病学［M］.北京：人民卫生出版社，2015.

第三章　咽部篇

咽部表浅癌在常规内镜检查中往往难以被发现，对多数内镜医生来说较为陌生，容易被忽视。随着图像增强技术等内镜技术的发展，人们对该病变的检出及认识有所增加。咽部癌和食管癌都是以鳞状上皮黏膜为背景发生的，在诊断学上有很多共同点，并且具有饮酒、吸烟等相同风险因素。如果咽部癌进一步发展，患者需要接受喉头全切手术和放化疗，喉头功能丧失，生活质量显著降低。因此，应早筛查，早期发现，早诊断，内镜下微创切除咽部癌，改善患者的预后及生活质量。

咽部癌的总检出率低（0.26%，29/11 050），但对于既往有头颈癌、食管癌、咽部不适、饮酒、吸烟等咽部癌高危因素的患者，检出率则大大增加（1.1%~9.7%）。按发生部位来分，近70%的咽部癌发生于下咽部，其中右梨状窝占28.3%，左梨状窝占18.9%，下咽后壁占13.2%，环后区占5.7%。因此，临床医生在诊疗过程中尤其需要对下咽部进行充分、无盲区的观察。

通过白光内镜形态分型、动态观察及上皮内乳头状毛细血管袢（intraepithelial papillary capillary loop，IPCL）分型等综合判断咽部癌的浸润深度，若术前诊断为上皮内癌或上皮下浸润癌，且CT提示无淋巴结转移，则属于内镜黏膜下剥离术（endoscopic submucosal dissection，ESD）的适应证。

左侧咽部表浅癌内镜图像如图3-1-1—图3-1-6所示，左侧梨状窝表浅癌内镜图像如图3-1-7—图3-1-10所示。

（重庆医科大学附属第二医院　邓超）

病例 1　左侧咽部表浅癌

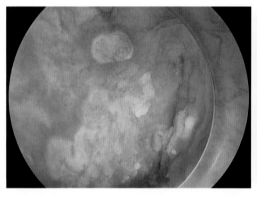

图 3-1-1　SFI 模式观察，可见左侧梨状窝黏膜血管纹理透见不清，片状黏膜粗糙发白、轻微隆起

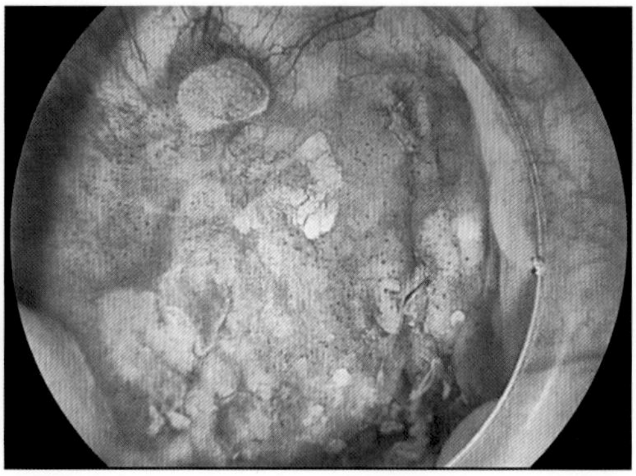

图 3-1-2　VIST 模式观察，可见清晰边界线，隐约可见点状 IPCL 致密分布

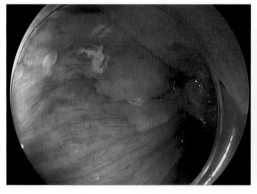

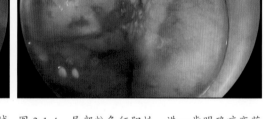

图 3-1-3　白光模式观察，可见 1% 碘染色呈区域性不染

图 3-1-4　局部粉色征阳性，进一步明确病变范围为左侧梨状窝累及部分轮状后部

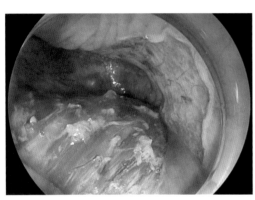 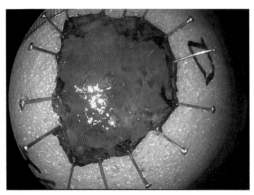

图 3-1-5　完善术前评估，确认为 ESD 相对适应　　图 3-1-6　标本再次碘染色，确认侧切缘阴性，
　　　　　证，完整切除后创面未见肌层及软骨　　　　　　　最终病理证实为鳞癌，水平及垂直切
　　　　　损伤　　　　　　　　　　　　　　　　　　　　　缘阴性

（图片来自：重庆医科大学附属第二医院　邓超）

病例2 左侧梨状窝表浅癌

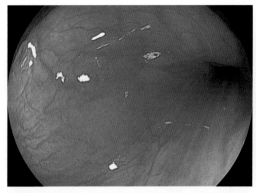

图 3-1-7 白光模式观察，食管左侧入口处可见大小约 5 mm×7 mm 的病变黏膜，略发红，表面欠光滑，树枝状血管网模糊不清

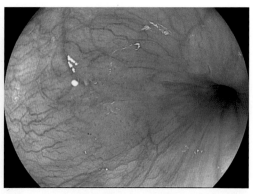

图 3-1-8 SFI 模式观察，可见病变黏膜粗糙、发红，病变边界较白光模式更清晰，表面似有点状扩张的 IPCL

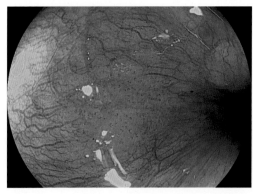

图 3-1-9 VIST 模式非放大观察，病变黏膜更加突出，背景树枝状血管网不可见，病灶内 IPCL 较周围呈点状扩张

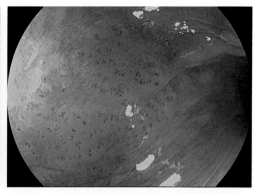

图 3-1-10 VIST 模式放大观察，病变边界清晰，背景树枝状血管网不可见，病灶内 IPCL 扩张，呈 B1 型，提示肿瘤性病变

（图片来自：重庆医科大学附属第二医院 卢俊宇）

第四章 食管篇

第一节 食管平滑肌瘤

平滑肌瘤（leiomyoma）是起源于黏膜肌层或固有肌层的胃肠道良性肿瘤，好发于食管。食管平滑肌瘤（esophageal leiomyoma）是最常见的食管良性肿瘤，占全部食管良性肿瘤的 52.10%~83.30%，占全部食管肿瘤的 0.08%~0.43%。食管平滑肌瘤可发生于食管的任何部位，多位于食管下段，绝大部分为单发，多发者少见（约占全部食管平滑肌瘤的 3.00%）。绝大部分食管平滑肌瘤位于食管壁，个别可突入管腔内呈息肉状，有蒂与食管壁相连，大小不一，直径 2~5 cm 的最为多见。多数食管平滑肌瘤患者没有症状，即使有症状也多轻微。最常见的症状是轻微的吞咽不畅，但很少影响正常进食。少数患者主诉疼痛，常为胸骨后、胸部或背部隐痛，疼痛程度不剧烈。

食管平滑肌瘤在白光内镜下的表现主要是黏膜下局部隆起，外观呈白色，表面光滑，表面黏膜及血管与周围黏膜及血管走行一致，染色内镜（SFI 和 VIST）下显示更清晰（图 4-1-1—图 4-1-3）。根据美国消化内镜学会（American Society for Gastrointestinal Endoscopy，ASGE）发布的 2017 版指南，食管平滑肌瘤不需要内镜随访监测，只有当患者出现相关症状时才考虑治疗。2018 年发表的一项观察性队列研究支持这一说法。该研究中作者随访超过 70 个月也没有发现食管平滑肌瘤出现恶性变，且肿瘤生长很慢，随访 70 多个月也只长大 5 mm。

（重庆医科大学附属第二医院　朱永军）

病例　食管平滑肌瘤

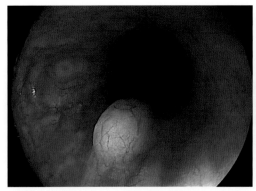

图 4-1-1　白光模式观察

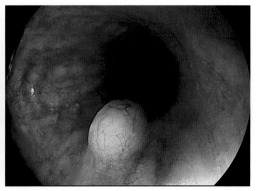

图 4-1-2　SFI 模式观察

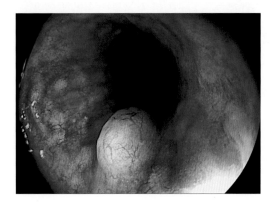

图 4-1-3　VIST 模式观察

白光模式观察：食管上段见大小约 5 mm×7 mm 的黏膜下球形隆起，表面光滑，呈白色。

SFI 模式观察：黏膜下隆起病变呈白色，表面黏膜及血管与周围黏膜及血管走行一致。

VIST 模式观察：黏膜下隆起病变呈白色，表面黏膜及血管与周围黏膜及血管走行一致。

（图片来自：重庆医科大学附属第二医院　卢俊宇）

第二节　食管囊肿

食管囊肿（esophageal cyst）不是肿瘤，而是胚胎发育过程中的一种畸形，发病率低，多见于儿童和青少年，男性多见，好发于食管中下段。国内学者将其分为 3 种类型：①重复畸形囊肿；②包涵囊肿；③潴留囊肿。其中，第 1、第 2 型为先天性，一般认为是胚胎发育 2 个月末前肠形成的各种小憩室不退化且逐渐膨大而形成囊肿；或从前肠形成的具有潜能的内胚层组织未能很好地融合成食管腔，同时又分泌旺盛，从而形成囊肿。第 3 型一般为后天性，与慢性食管炎有关，是食管壁腺管阻塞后分泌液积聚而成。食管囊肿的临床表现与囊肿的大小及部位有密切关系。早期囊肿和小囊肿多无症状，常在体检时发现。大囊肿和累及周围组织脏器的囊肿常伴有胸痛、吞咽困难、感染、出血等症状。极少数食管囊肿可引发严重并发症。食管囊肿如与食管相通，伴发溃疡时可发生呕血或并发穿孔、与支气管相通。食管囊肿如压迫气道则可导致幼年患儿呼吸困难、紫绀，严重者可致死。食管囊肿的诊断有赖胃镜、超声内镜和胸部 CT 等辅助检查，大多数通过内镜可确诊，极少数诊断困难者需要病理活检方可明确诊断。食管囊肿在白光内镜下的表现主要是黏膜下局部隆起，外观透明，表面光滑，表面黏膜及血管与周围黏膜及血管走行一致，染色内镜（SFI 和 VIST）下显示更清晰（图 4-2-1—图 4-2-3）。

（重庆医科大学附属第二医院　朱永军）

病例　食管囊肿

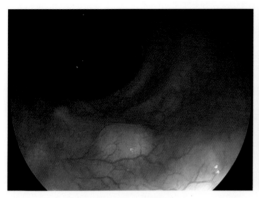

图 4-2-1　白光模式观察

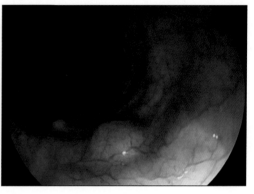

图 4-2-2　SFI 模式观察

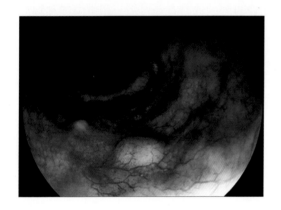

图 4-2-3　VIST 模式观察

白光模式观察：食管上段见大小约 3 mm×5 mm 的黏膜下隆起，表面光滑，呈透明状。

SFI 模式观察：黏膜下隆起病变呈透明状，表面黏膜及血管与周围黏膜及血管走行一致。

VIST 模式观察：黏膜下隆起病变呈透明状，表面黏膜及血管与周围黏膜及血管走行一致。

（图片来自：重庆医科大学附属第二医院　卢俊宇）

第三节 食管乳头状瘤

食管乳头状瘤（esophageal papilloma）在临床上很少见，好发于老年人群。据报道，食管乳头状瘤的内镜下发现率约为 0.07%，病理活检发现率仅约为 0.01%。具体发病原因不明，有学者认为可能与长期胃食管反流有关，也有学者认为可能与人乳头瘤病毒感染有关，或二者兼有。食管乳头状瘤通常病灶较小，多小于 1.0 cm，无蒂，好发于远端食管，单发性乳头状瘤多见，多发性乳头状瘤罕见。食管乳头状瘤少有临床症状，通常在体检或胃镜检查时偶然发现，极其少见的情况下可能引起吞咽困难。食管乳头状瘤在内镜下呈肉色表现，易与早期食管鳞状细胞癌混淆，病理活检可鉴别。食管乳头状瘤极少恶性变，迄今仅有 1 例食管乳头状瘤癌变的报道。病理活检明确乳头状瘤的诊断后无需进一步处理，只有当乳头状瘤长大导致梗阻、组织学特征不典型或无法排除癌变倾向时才需要行 ESD。

食管乳头状瘤内镜图像如图 4-3-1—图 4-3-3 所示。

（重庆医科大学附属第二医院　朱永军）

病例 食管乳头状瘤

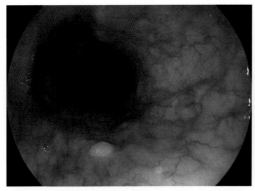

图 4-3-1 白光模式观察

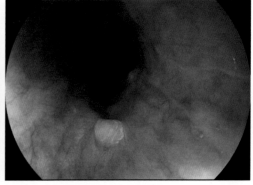

图 4-3-2 SFI 模式观察

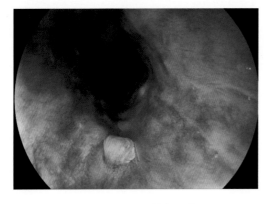

图 4-3-3 VIST 模式观察

白光模式观察：食管上段见直径约 3 mm 的单发黏膜隆起，形似海葵样。

SFI 模式观察：黏膜隆起病变呈肉色，表面黏膜及血管与周围黏膜及血管走行一致。

VIST 模式观察：黏膜隆起病变呈肉色，表面黏膜及血管与周围黏膜及血管走行一致。

（图片来自：陆军军医大学第二附属医院 彭学）

第四节　食管憩室

食管憩室（esophageal diverticulum）是指食管壁的一部分呈囊状向腔外突出，临床较为少见，为后天性疾病。多见于咽食管交界处，称之为咽食管憩室（pharyngoesophageal diverticulum），又称"岑克尔憩室（Zenker diverticulum）"，其发生与该部位肌肉解剖结构上的薄弱有关。岑克尔憩室常见于 50 岁以上患者，男性多于女性。食管憩室也可发生于食管中下段。胃镜下可见食管壁局限性向外膨出，大者如袋状，憩室内黏膜可正常，大憩室有时可见食物残留，黏膜可因炎症出现糜烂、溃疡。进镜时需要注意观察，勿将憩室当食管腔插入，特别是岑克尔憩室，盲目进镜有穿孔风险。

食管憩室内镜图像如图 4-4-1、图 4-1-2 所示。

（重庆医科大学附属第二医院　吴志轩）

病例　食管憩室

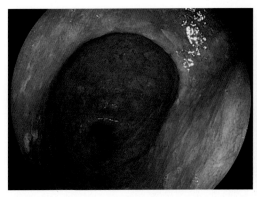

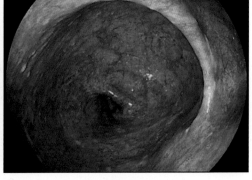

图 4-4-1　白光模式观察　　　　　　　　　　　图 4-4-2　SFI 模式观察

病例：食管巨大憩室，食管中段见长度约 30 mm 的巨大凹陷，黏膜表面较光滑。

（图片来自：重庆医科大学附属第二医院　卢俊宇）

第五节　反流性食管炎

　　胃食管反流病（gastroesophageal reflux disease，GERD）是指过多的胃、十二指肠内容物反流入食管引起反流、烧心等症状，可导致食管炎和咽喉、气道等食管以外的组织损害。反流性食管炎（reflux esophagitis）是胃食管反流病中较为常见的一种临床类型，占患病人群的 50% 左右。近年来，反流性食管炎的发病率不断增加，在消化内科门诊和内镜检查时较为常见。反流性食管炎在内镜下表现为食管黏膜发红、糜烂，严重时可出现溃疡及狭窄，病变以食管下段多见。根据国际上常用的反流性食管炎洛杉矶分型（Los Angeles classification of reflux esophagitis），反流性食管炎可分为 A、B、C、D 四种类型，具体如下：A 型，1 个或数个黏膜破损，长径不超过 5 mm，各个黏膜破损之间未见融合；B 型，1 个或数个黏膜破损，长径超过 5 mm，各个黏膜破损之间未见融合；C 型，黏膜破损之间相互融合，但不超过食管周径的 3/4；D 型，黏膜破损之间相互融合，超过食管周径的 3/4。

　　反流性食管炎内镜图像如图 4-5-1—图 4-5-6 所示。

（重庆医科大学附属第二医院　吴志轩）

病例1 反流性食管炎（一）

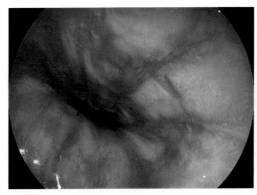

图 4-5-1　白光模式观察

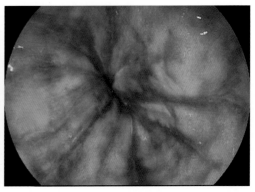

图 4-5-2　SFI 模式观察

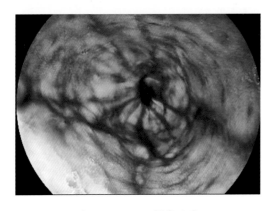

图 4-5-3　VIST 模式观察

病例1：反流性食管炎（LA-B 型），食管下段近齿状线黏膜多发纵行充血、糜烂，长度＞ 5 mm，相互无融合。

（图片来自：重庆医科大学附属第二医院　卢俊宇）

病例 2　反流性食管炎（二）

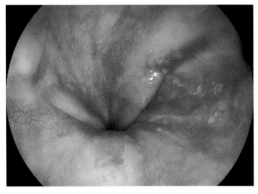

图 4-5-4　白光模式观察

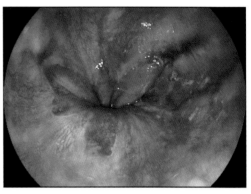

图 4-5-5　SFI 模式观察

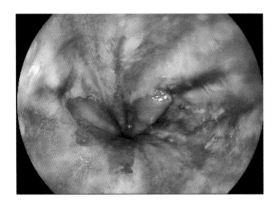

图 4-5-6　VIST 模式观察

病例 2：反流性食管炎（LA-B 型），食管下段近齿状线黏膜多发纵行充血、糜烂，长度＞5 mm，相互无融合。

（图片来自：陆军军医大学第二附属医院　彭学）

第六节　真菌性食管炎

真菌性食管炎（fungal esophagitis）是指食管黏膜因真菌感染而出现炎症，病原菌以白色念珠菌多见。真菌性食管炎常见于免疫功能低下的患者，如糖尿病、肺结核、人类免疫缺陷病毒（human immunodeficiency virus，HIV）感染，以及大量使用抗生素、激素、抗肿瘤药等。内镜下表现为食管黏膜附着散在多发白色斑点状分泌物，稍高出黏膜表面，可伴有黏膜充血、糜烂，不易冲洗。可通过细胞刷检找到真菌菌丝或孢子确诊。

真菌性食管炎内镜图像如图 4-6-1—图 4-6-3 所示。

（重庆医科大学附属第二医院　吴志轩）

病例　真菌性食管炎

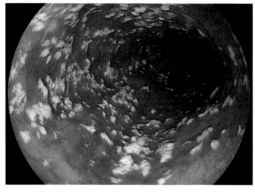

图 4-6-1　白光模式观察

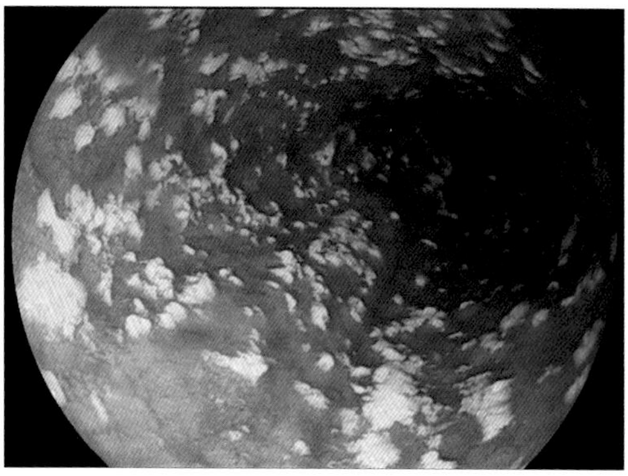

图 4-6-2　SFI 模式观察

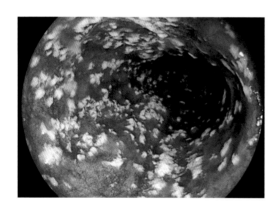

图 4-6-3　VIST 模式观察

病例：真菌性食管炎，食管中上段附着散在密集白色菌落样物质，刷检结果提示革兰氏染色可见酵母菌及假孢子。

（图片来自：重庆医科大学附属第二医院　卢俊宇）

第七节　巴雷特食管

食管下端鳞状上皮被柱状上皮化生替代，这一病理现象称为巴雷特食管（Barrett esophagus，BE），可伴或不伴肠化生。BE被认为是食管黏膜慢性炎症修复过程中产生的，可能与胃食管反流病有关。

目前，BE在全世界的总患病率为1%~20%，在合并有胃食管反流病的患者中的患病率可达10%~15%。既往统计表明，BE恶化转变成食管腺癌的年平均风险为0.1%~0.6%。其中，无异型增生（nondysplastic Barrett esophagus，NDBE）和低级别异型增生（low-grade dysplasia，LGD）的年平均恶性变率均不高于0.6%，但高级别异型增生（high-grade dysplasia，HGD）的年平均恶性变率高达7%~10%。

BE在内镜下表现为SCJ较EGJ的位置上移≥1 cm，并且食管下段存在病理改变，即化生的柱状上皮代替了复层鳞状上皮。BE若伴有肠化生，则加剧其恶性变的风险。BE常见于食管下段，如EGJ食管侧的复层鳞状上皮被化生的柱状上皮替代≥1 cm，则可作出BE诊断，组织病理学检查中可看到柱状上皮化生。

BE在白光内镜下表现为EGJ近端有橙红色天鹅绒样黏膜上皮出现，明显不同于灰粉色光滑的正常食管上皮，病变较为典型，容易被肉眼识别；而食管上皮由原来鳞状上皮的灰粉色变为胃柱状上皮的橘红色，根据形态不同可分为环状、岛状、舌状三种。目前，BE在白光内镜下的定位主要依赖于SCJ和EGJ这两个标志。SCJ易于识别，归因于食管灰粉色黏膜与胃橙红色黏膜的分界清晰。EGJ却很难辨别，其界定仍有争议，理论上认为是食管纵行栅栏样血管末端，而实际上我国的BE诊治共识以及其他多数国际指南注明的是近端胃皱襞起始部。需要注意的是，如SCJ上移而其下方柱状上皮下未见栅栏状血管，则为裂孔疝。目前，诊断BE的内镜检查技术主要是白光内镜，其诊断敏感性波动在80%~90%，如联合应用染色内镜、放大内镜、窄带成像内镜、共聚焦激光显微内镜等技术，则可以进一步提高其诊断敏感性。

欧洲消化内镜学会（European Society of Gastrointestinal Endoscopy，ESGE）建议根据BE的长度不同制订相应的随访策略。对于BE＜1 cm的患者，不建议进行常规活检或内镜随访；对于 1 cm ≤ BE < 3 cm 的患者，应每 5 年进行 1 次内镜随访；对于 3 cm ≤ BE < 10 cm 的患者，应每 3 年进行 1 次内镜随访；对于 BE 最大长度 ≥ 10 cm 的患者，应转介到 BE 专家中心进行内镜检查，必要时联合应用染色内镜、放大内镜、窄带成像内镜等检查以排除异型增生。

巴雷特食管内镜图像如图 4-7-1—图 4-7-3 所示。

（重庆医科大学附属第二医院　钟立）

病例　巴雷特食管

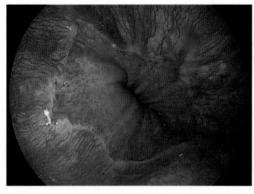

图 4-7-1　白光模式观察

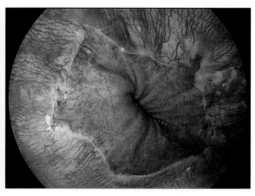

图 4-7-2　SFI 模式观察

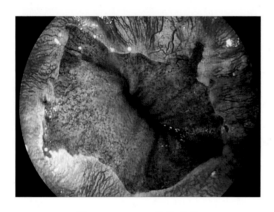

图 4-7-3　VIST 模式观察

白光模式观察：食管下段齿状线不规则上移。

SFI 模式观察：食管下段齿状线下可见栅栏样血管。

VIST 模式观察：栅栏样血管更加明显，可见 SCJ 位于 EGJ 上方，环周约 1 cm。

（图片来自：重庆医科大学附属第二医院　卢俊宇）

第八节　食管静脉曲张

食管静脉曲张（esophageal varices，EV）主要是由肝硬化门静脉高压所致，血流阻力增加，门体侧支循环建立。EV 与黏膜下层深静脉及浅静脉相互连通，一旦发生破裂出血，其出血量大，再出血率及死亡率高，是肝硬化患者最危急的并发症。

EV 在内镜下的特点为食管内自下而上的曲张静脉，以下段更为明显。根据曲张静脉的形态、部位等，1996 年日本门静脉高压食管静脉曲张学会制定了一个 LDRf 分型记载标准，是集分类、记录、治疗方法与治疗时机为一体的新的静脉曲张分型方法，它不仅指明了应根据静脉曲张的所在部位及直径差异来选择有效的内镜治疗方法，还强调了应根据血管表型的种类来把握准确的治疗时机。L（location）表示解剖位置，即静脉曲张所处的位置，其意义在于对治疗方法的选择具有指导作用；Le 表示曲张静脉在食管（e，esophageal）的位置，即上段（s，superior）、中段（m，middle）、下段（i，inferior）；Les 表示食管静脉曲张仅局限在食管上段；Lem 表示食管静脉曲张仅局限在食管中段；Lei 表示食管静脉曲张仅局限在食管下段；Les m i 表示食管静脉曲张存在于食管上、中、下段；Lem i 表示食管静脉曲张存在于食管中、下段。D（diameter）表示血管直径，即曲张静脉的最大直径，其意义在于确定采取何种治疗方法；D0 表示无曲张静脉；D0.3 表示曲张静脉的最大直径小于 0.3 cm；D1 表示曲张静脉的最大直径为 0.4~1.0 cm；D1.5 表示曲张静脉的最大直径为 1.1~1.5 cm；D2 表示曲张静脉的最大直径为 1.6~2.0 cm；D3 表示曲张静脉的最大直径为 2.1~3.0 cm；D4 表示曲张静脉的最大直径为 3.1~4.0 cm；D5 表示曲张静脉的最大直径为 4.1~5.0 cm。Rf（risk factor）表示危险因素，主要观察红色征（red color signs，RC）、肝静脉压力梯度（hepatic venous pressure gradient，HVPG）、活动性出血、糜烂、血栓，或以上危险因素均无但可观察到新鲜血液并能排除非静脉曲张的出血因素，其意义在于确定采取治疗的时机；Rf0 表示无红色征，HVPG 小于 12 mmHg，且无活动性出血、糜烂、血栓；Rf1 表示有红色征或 HVPG 大于 12 mmHg，但无活动性出血、糜烂、血栓；Rf2 表示有以下任意 1 种情况：①活动性出血，②糜烂，③血栓，④以上危险因素均无但可观察到新鲜血液并能排除非静脉曲张的出血因素。

对于肝硬化患者，应争取尽早进行内镜检查及治疗。对于肝硬化代偿期的患者，如首次内镜检查未发现静脉曲张，并且肝脏情况稳定，可在2年后复查内镜；对于肝硬化逐渐加重的患者，应每年复查内镜；对于肝硬化失代偿期或有轻度静脉曲张的患者，应每年复查内镜。

食管静脉曲张内镜图像如图 4-8-1—图 4-8-11 所示。

（重庆医科大学附属第二医院　钟立）

病例 1 食管静脉曲张（一）

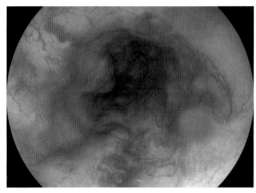

图 4-8-1　食管上段

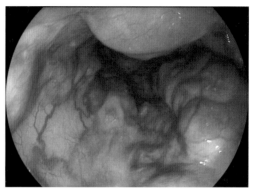

图 4-8-2　食管中段

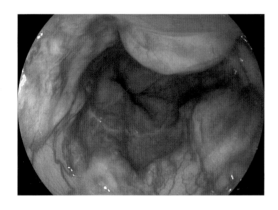

图 4-8-3　食管下段

病例 1：食管中下段可见 3~4 条静脉曲张，呈蛇形迂曲，最大直径约为 1.0 cm，表面红色征阳性，内镜诊断为食管静脉曲张（Lem i D1.5 Rf1）。

（图片来自：陆军军医大学第二附属医院　彭学）

病例 2　食管静脉曲张（二）

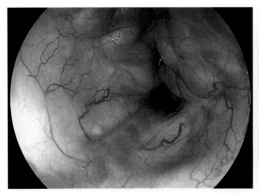

图 4-8-4　食管上段

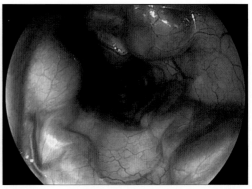

图 4-8-5　食管中段（一）

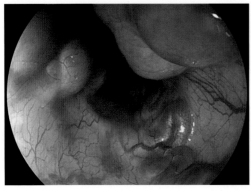

图 4-8-6　食管中段（二）

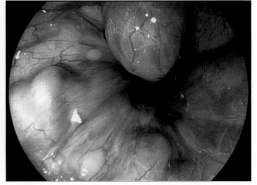

图 4-8-7　食管下段

病例 2：食管全段可见 3~4 条静脉曲张，呈蛇形迂曲、串珠样，最大直径约为 1.5 cm，表面红色征阳性，内镜诊断为食管静脉曲张（Les m i D1.5 Rf1）。

（图片来自：重庆医科大学附属第二医院　卢俊宇）

病例3 食管静脉曲张（三）

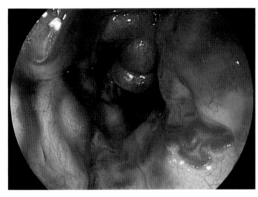

图 4-8-8　食管中段（一）

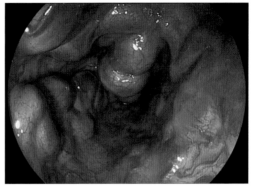

图 4-8-9　食管中段（二）

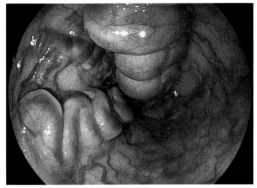

图 4-8-10　食管下段（一）

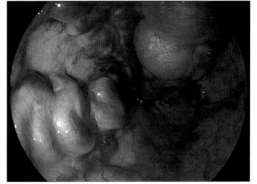

图 4-8-11　食管下段（二）

病例3：食管全段可见 3~4 条静脉曲张，呈串珠样、瘤样，最大直径约为 1.5 cm，表面红色征阳性，内镜诊断为食管静脉曲张（Les m i D1.5 Rf1）。

（图片来自：重庆医科大学附属第二医院　邓超）

第九节　表浅型食管癌

食管鳞状细胞癌（esophageal squamous cell carcinoma）是发生于食管黏膜上皮层（T1a-epithelium mucosa，T1a-EP）的恶性肿瘤，并逐渐向黏膜固有层（T1a-lamina propria mucosa，T1a-LPM）、黏膜肌层（T1a-muscularis mucosa，T1a-MM）、黏膜下层（T1b-submucosa，T1b-SM）浸润。1999年日本食管癌分型中对早期食管鳞状细胞癌的定义是肿瘤局限于黏膜层及黏膜下层且无淋巴结转移。但随后研究发现，当肿瘤局限于黏膜层内（T1a-EP、T1a-TLPM）时，淋巴结转移率为0；当肿瘤浸润至黏膜肌层（T1a-MM）和黏膜下浅层（T1b-SM1）时，淋巴结转移率分别为9.3%和19.6%；当肿瘤浸润至黏膜下深层（T1b-SM2、T1b-SM3）时，淋巴结转移率为50%~76%。由此可见，早期食管鳞状细胞癌（early esophageal squamous cell carcinoma）是指局限于食管黏膜层的鳞状细胞癌，无论有无淋巴结转移；而浸润深度在黏膜下层以内的食管鳞状细胞癌，则被称为食管表浅癌。术前诊断通常难以准确判断肿瘤浸润深度，故将早期食管鳞状细胞癌和食管表浅癌统称为表浅型食管癌（superficial esophageal cancer）。

表浅型食管癌及癌前病变在白光内镜下的表现主要有以下几方面：①颜色改变：可表现为黏膜呈斑片状，发红或发白，边界欠清晰；②血管纹理改变：黏膜下树枝状血管网模糊或消失；③黏膜形态改变：黏膜微隆起、凹陷或完全平坦，表面较粗糙，可伴有糜烂或结节，质地较脆或较硬，触之易出血。

色素内镜：使用鲁氏碘液（Lugol's iodine solution）（1%~1.5% 碘溶液）对食管黏膜进行喷洒，可显著提高表浅型食管癌及癌前病变的检出率。异常的鳞状上皮细胞内糖原含量减少或消失，遇碘后会出现淡染或不染色情况，由此可清楚显示病变与正常区域的边界。若淡染或不染区域出现粉色征则高度提示肿瘤性病变。

电子染色内镜：通过特殊的光学处理实现对食管黏膜的电子染色，包括以窄带成像技术（narrow-band imaging，NBI）、联动成像技术（linked color imaging，LCI）、蓝激光成像技术（blue laser imaging，BLI）为代表的国外先进技术，以及以 SFI 和 VIST 为代表的具有我国自主知识产权的电子染色技术。与白光内镜相比，电子染色内镜既能更清楚地显示黏膜表面结构、血管形态和病变范围，又能弥补色素内镜的染色剂不良反应、染色耗时长等不足。电子染色内镜与白光内镜之间可实现反复切换对比观察，操作更为简便。

根据 2005 年更新的巴黎分型标准，表浅型食管癌及其癌前病变（Type 0）分为隆起型病变（0-Ⅰ型）、平坦型病变（0-Ⅱ型）和凹陷型病变（0-Ⅲ型）。其中，0-Ⅰ型可细分为有蒂型（0-Ⅰp 型）和无蒂型（0-Ⅰs 型）；0-Ⅱ型根据病灶形态可细分为平坦隆起型（0-Ⅱa 型）、完全平坦型（0-Ⅱb 型）和平坦凹陷型（0-Ⅱc 型）。0-Ⅰ型与 0-Ⅱa 型的界限为与周围非肿瘤黏膜相比，病变黏膜的隆起高度达到 1.2 mm（活检钳单个钳片的厚度约为 1.2 mm）；0-Ⅲ型与 0-Ⅱc 型的界限为病变黏膜的凹陷深度达到 0.5 mm（小于活检钳单个钳片厚度的 1/2）。

根据《中国早期食管癌及癌前病变筛查专家共识意见（2019 年，新乡）》，40 岁为食管癌筛查起始年龄，75 岁或预期寿命小于 5 年时终止筛查。对于符合筛查年龄人群，合并以下任意 1 项危险因素者即为筛查目标人群：①出生或长期居住于食管鳞状细胞癌高发区；②一级亲属有食管鳞状细胞癌病史；③患有食管癌前疾病或癌前病变；④有头颈部肿瘤病史；⑤合并食管癌其他高危因素，如热烫饮食、饮酒（≥ 15 g/d）、吸烟、进食过快、室内空气污染、牙齿缺失等。

表浅型食管癌内镜图像如图 4-9-1—图 4-9-40 所示。

（重庆医科大学附属第二医院　卢俊宇）

病例1　表浅型食管癌（一）

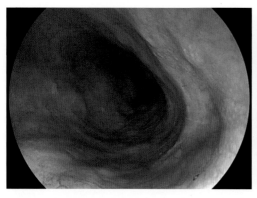

图 4-9-1　白光模式观察，食管中段可见片状黏膜发红，树枝状血管网消失，表面平坦

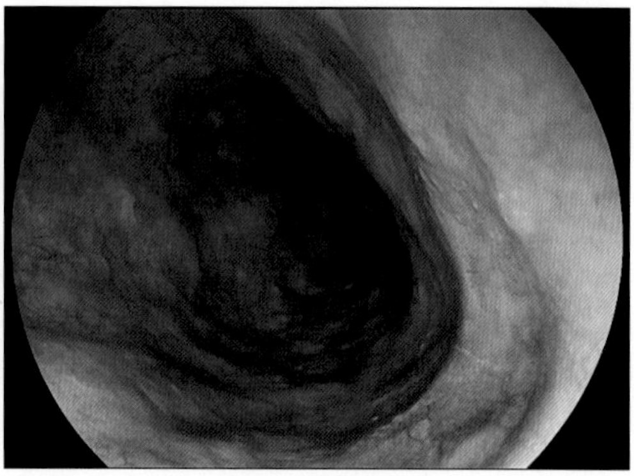

图 4-9-2　SFI 模式观察，病变区域呈橘红色，周围正常鳞状上皮发白，边界清晰

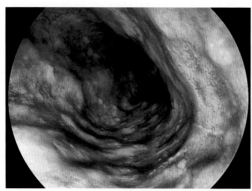
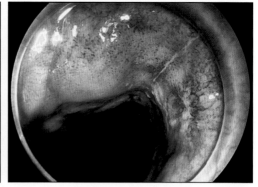

图 4-9-3　VIST 模式观察，病变区域呈茶褐色，边界清晰

图 4-9-4　VIST 模式观察，病变区域呈茶褐色，边界清晰，边界内可见点状扩张 IPCL

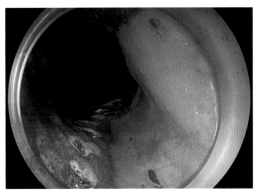 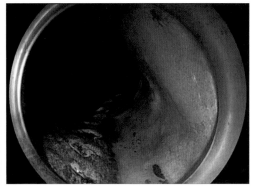

图 4-9-5　鲁氏碘液染色后，白光模式观察，病　图 4-9-6　鲁氏碘液染色后，VIST 模式观察，病
　　　　变区域不染色，局部可见粉色征　　　　　　　变区域不染色，局部可见银色征

（图片来自：重庆医科大学附属第二医院　卢俊宇）

病例2 表浅型食管癌（二）

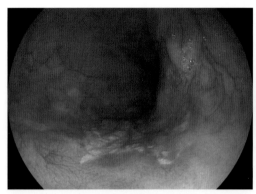

图 4-9-7　白光模式观察

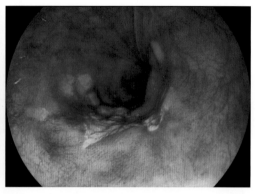

图 4-9-8　VIST 模式观察

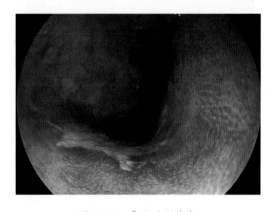

图 4-9-9　鲁氏碘液染色

白光模式观察：食管中段可见黏膜不规则发白，大小约 15 mm×20 mm，表面平坦。

VIST 模式观察：食管中段可见黏膜不规则发白，边界较清晰，树枝状血管网不可见。

鲁氏碘液染色：白光模式观察，病变区域不染色，边界清晰，提示肿瘤性病变。

（图片来自：陆军军医大学第二附属医院　彭学）

病例3 表浅型食管癌（三）

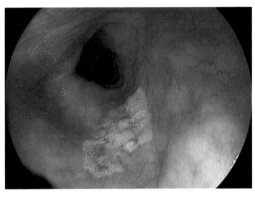

图 4-9-10 白光模式观察，食管上段可见大小约 10 mm×15 mm 的黏膜发白，表面平坦，边界清晰

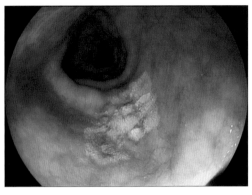

图 4-9-11 SFI 模式观察，食管上段可见大小约 10 mm×15 mm 的黏膜发白，表面平坦，边界清晰

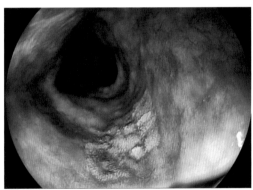

图 4-9-12 VIST 模式观察，病变区域明显发白，边界清晰，树枝状血管网不可见

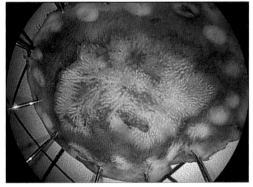

图 4-9-13 ESD 术后标本进行鲁氏碘液染色，病变区域不染色，术后病理提示肿瘤性病变

（图片来自：重庆医科大学附属第二医院　卢俊宇）

病例4　表浅型食管癌（四）

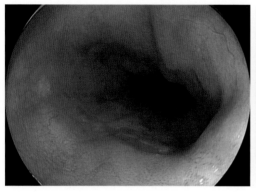

图 4-9-14　白光模式观察，食管中段可见大小约
　　　　　　25 mm×15 mm 的不规则黏膜发红，
　　　　　　表面平坦，边界清晰

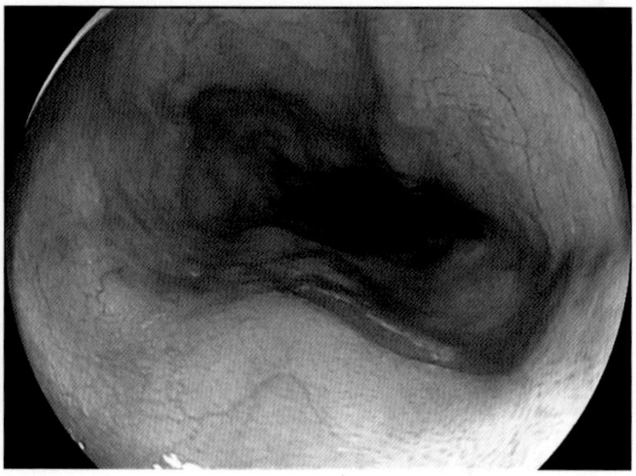

图 4-9-15　SFI 模式观察，食管中段可见大小约
　　　　　　25 mm×15 mm 的不规则黏膜发红，
　　　　　　表面平坦，边界较白光模式观察更
　　　　　　加清晰

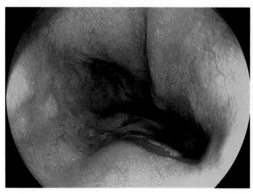
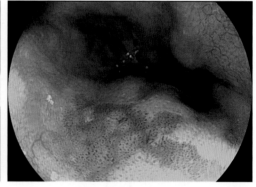

图 4-9-16　VIST 模式非放大观察，病变区域呈
　　　　　　茶褐色，边界非常清晰，且不规则

图 4-9-17　VIST 模式弱放大观察，病变区域背
　　　　　　景呈茶褐色（brownish area），可见
　　　　　　点状扩张的 IPCL，大小不等，分布
　　　　　　不均

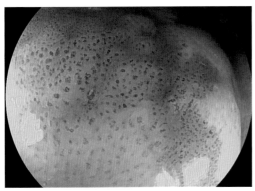

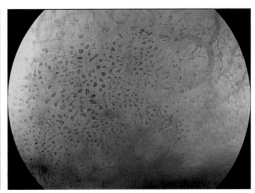

图 4-9-18　VIST 模式放大观察，病变区域呈茶褐色，边界非常清晰，且不规则。病变区域背景色阳性（BC+），IPCL 呈 JES 分型 B1 型

图 4-9-19　VIST 模式放大观察，病变区域与周边正常上皮分界清晰。病变区域背景色阳性（BC+），树枝状血管网消失，IPCL 呈 JES 分型 B1 型，大小不等，分布不均

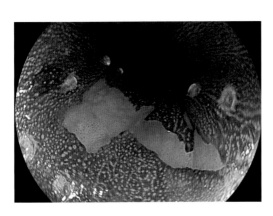

图 4-9-20　1% 鲁氏碘液染色后，白光模式观察，病变区域边界清晰，病变区域不染色，可见粉色征

该病例 ESD 术后病理报告：中分化鳞状细胞癌，侵及固有层（M2）。

（图片来自：重庆医科大学附属第二医院　卢俊宇）

病例 5　表浅型食管癌（多发）（一）

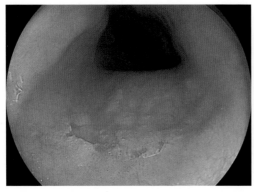

图 4-9-21　食管 20 cm，白光模式观察，可见大小约 15 mm×15 mm 的不规则黏膜粗糙，发红与发白交错，表面平坦，发红部分边界清晰，发白部分边界欠清晰

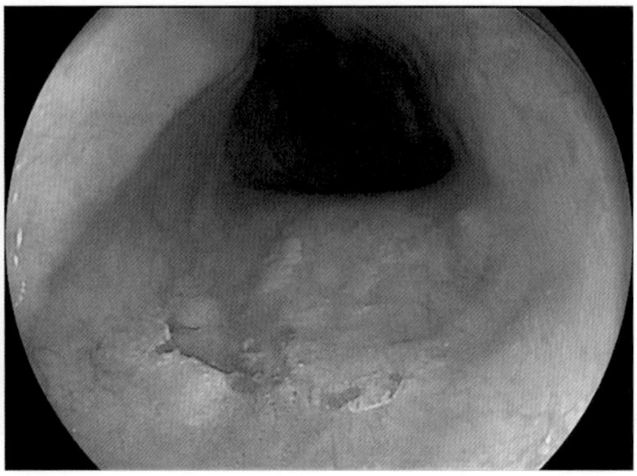

图 4-9-22　食管 20 cm，SFI 模式观察，可见大小约 15 mm×15 mm 的不规则黏膜粗糙，发红与发白交错，表面平坦，发红部分边界清晰，发白部分边界欠清晰

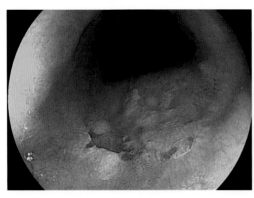
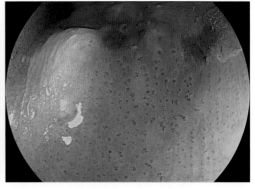

图 4-9-23　食管 20 cm，VIST 模式非放大观察，病变区域部分呈茶褐色，部分呈灰白色，边界欠清晰

图 4-9-24　食管 20 cm，VIST 模式弱放大观察，病变区域可见点状扩张的 IPCL，大小不等，分布不均，IPCL 呈 JES 分型 B1 型

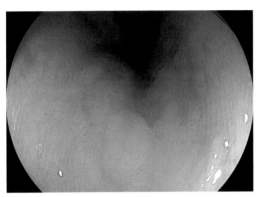

图 4-9-25 食管 17 cm，白光模式观察，病变区
　　　　　域发红，边界不规则

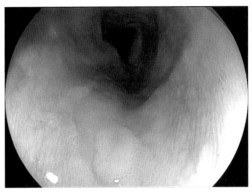

图 4-9-26 食管 17 cm，SFI 模式观察，病变区
　　　　　域与周边分界较白光模式清晰，病
　　　　　变区域树枝状血管网消失

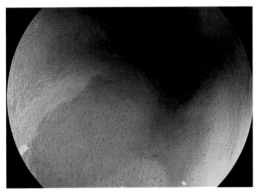

图 4-9-27 食管 17 cm，VIST 模式弱放大观察，
　　　　　病变区域可见茶褐色背景，边界清晰

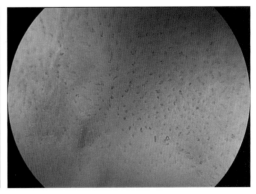

图 4-9-28 食管 17 cm，VIST 模式放大观察，病
　　　　　变区域可见 IPCL 稍扩张，密度增加，
　　　　　IPCL 呈 JES 分型 B1 型

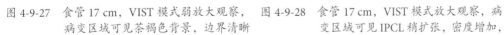

该病例 ESD 术后病理报告：食管 17~21 cm 中分化鳞状细胞癌。

（图片来自：重庆医科大学附属第二医院　卢俊宇）

病例6 表浅型食管癌（多发）（二）

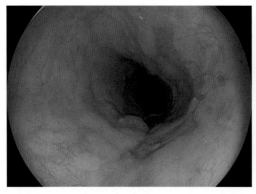

图 4-9-29 食管 28~32 cm，白光模式观察，可见不规则黏膜粗糙、发红，边界不规则，长约 6 cm，最宽处环周约 3/4。非足气状态下，表面局部微隆起，余平坦

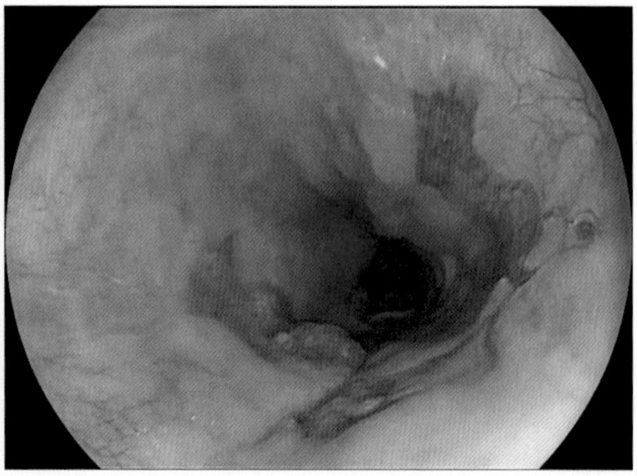

图 4-9-30 食管 28~32 cm，SFI 模式观察，可见不规则黏膜粗糙、发红，边界不规则。非足气状态下，表面大部分平坦，局部微隆起

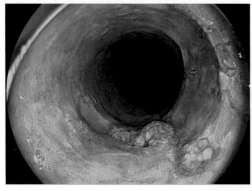

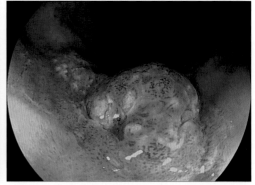

图 4-9-31 食管 28~32 cm，VIST 模式非放大观察，病变区域主要呈茶褐色，边界欠清晰。足气状态下，结节隆起部分未被展平反而更加凸起，非延展征阳性，提示侵及黏膜肌层或更深

图 4-9-32 食管 28~32 cm，VIST 模式弱放大观察，隆起结节大小为 5~6 mm，病变表面可见 IPCL 扭曲扩张，IPCL 呈 JES 分型 B1 型和 B2 型

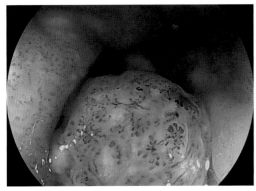

图 4-9-33 食管 28~32 cm，VIST 模式放大观察，结节隆起部分 IPCL 扩张、扭曲，管径不一致，IPCL 呈 JES 分型 B1 型和 B2 型

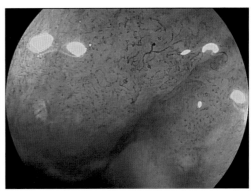

图 4-9-34 食管 28~32 cm，VIST 模式弱放大观察，病变平坦区域可见扭曲、扩张的 IPCL，分布不均，IPCL 呈 JES 分型 B2 型，病变可能深达黏膜肌层

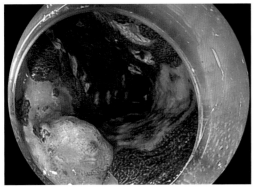

图 4-9-35 食管 28~32 cm，1% 鲁氏碘液染色后，白光模式观察，病变区域不染色，不规则边界清晰可见

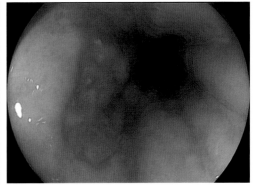

图 4-9-36 食管 34 cm，白光模式观察，直径约 1.5 cm 的黏膜粗糙、发红，边界较清晰

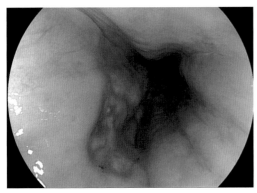

图 4-9-37 食管 34 cm，SFI 模式观察，病变区域红白相间，边界更加清晰

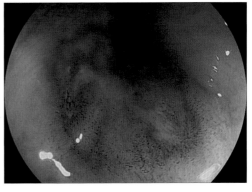

图 4-9-38 食管 34 cm，VIST 模式弱放大观察，病变区域可见 IPCL 稍扩张，密度增加，IPCL 呈 JES 分型 B1 型

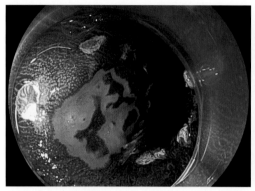 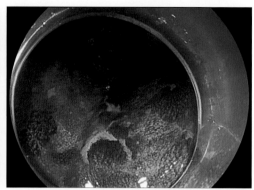

图 4-9-39 食管 34 cm，1% 鲁氏碘液染色后，白光模式观察，病变区域不染色，散在小片状棕色黏膜，提示部分非肿瘤上皮残留

图 4-9-40 食管 26 cm，1% 鲁氏碘液染色后，主病灶口侧发现直径约 1 cm 的不规则淡染黏膜，标记时纳入切除范围

该病例 ESD 术后病理报告：食管 28~34 cm 高分化鳞状细胞癌累及腺导管，肉眼分型 0-Ⅱa+Ⅱb，浸润深度 T1b-SM1。

（图片来自：重庆医科大学附属第二医院　卢俊宇）

第十节　进展期食管癌

食管癌是消化道常见恶性肿瘤之一，其病理类型主要包括鳞状细胞癌和腺癌，还有一些少见类型，如未分化癌、小细胞癌、神经内分泌癌、肉瘤等。2018 年全球食管癌的发病率在全球恶性肿瘤中居第 7 位（每 10 万人 6.3 例），死亡率居第 6 位（每 10 万人 5.5 例）。食管癌的发病率和病理类型在不同的国家和地区之间存在显著差异，东亚地区发病率最高，可达世界平均水平的 2 倍（每 10 万人 12.2 例），病理类型以鳞状细胞癌为主；而欧美地区发病率相对较低，病理类型以腺癌为主。我国是食管癌高发国家，2018 年流行病学调查结果显示，我国食管癌的发病率和死亡率在全国恶性肿瘤中分别居第 5 位（每 10 万人 13.9 例）和第 4 位（每 10 万人 12.7 例），我国食管癌的新发病例和死亡病例分别占全球总数的 53.7% 和 55.7%。

进展期食管癌患者生存质量低，预后差，总体 5 年生存率不足 20%。目前，我国食管癌的早诊率仍处于较低水平。早期食管癌缺乏典型临床症状，大多数患者因出现进行性吞咽困难或发生转移性症状后就诊而确诊食管癌，但此时肿瘤往往已达中晚期。

进展期食管癌内镜图像如图 4-10-1—图 4-10-6 所示。

（重庆医科大学附属第二医院　卢俊宇）

病例　进展期食管癌

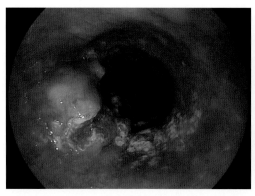

图 4-10-1　白光模式观察，食管中段可见黏膜隆起伴凹陷，右侧黏膜平坦发红，表面过度角化，不规则白苔附着

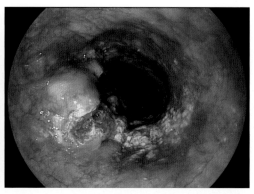

图 4-10-2　SFI 模式观察，食管中段可见黏膜隆起伴凹陷，凹陷部分发红明显，右侧黏膜发红更加明显，表面过度角化，不规则白苔附着

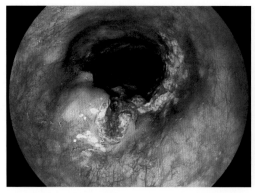

图 4-10-3　VIST 模式观察，黏膜隆起部分树枝状血管网模糊，凹陷部分呈茶褐色，右侧黏膜呈茶褐色，表面过度角化，不规则白苔附着，树枝状血管网不可见

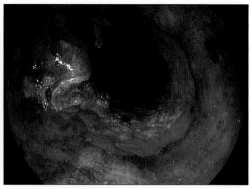

图 4-10-4　鲁氏碘液染色后，白光模式观察，黏膜隆起部分着色与周围相近，凹陷部分及周围平坦处黏膜不染色，边界清晰，病变接近环周

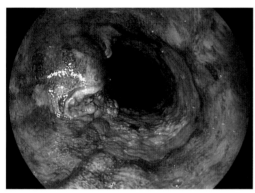

图 4-10-5 鲁氏碘液染色后，SFI 模式观察，黏膜隆起部分着色与周围相近，凹陷部分及周围平坦处黏膜不染色，边界清晰，病变接近环周

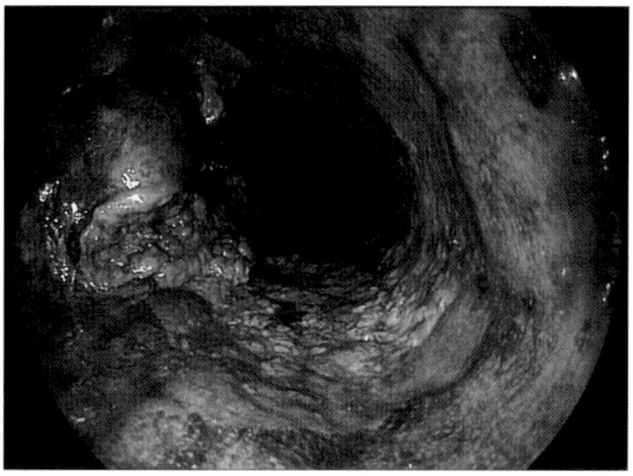

图 4-10-6 鲁氏碘液染色后，VIST 模式观察，黏膜隆起部分着色与周围相近，凹陷部分及周围平坦处黏膜不染色，边界清晰，病变接近环周

（图片来自：陆军军医大学第二附属医院　彭学）

参考文献

［1］　陈灏珠，林果为，王吉耀.实用内科学［M］.14版.北京：人民卫生出版社，2013.

［2］　刘睿，宋淼，王瑞华.食管囊肿12例诊治体会［J］.临床外科杂志，2009，17（2）：139.

［3］　雷军强，高明太，王文辉，等.食管囊肿［J］.中国医学影像技术，2002，18（6）：611.

［4］　中华医学会消化病学分会.2020年中国胃食管反流病专家共识［J］.中华消化杂志，2020，40（10）：649-663.

［5］　于皆平，沈志祥，罗和生.实用消化病学［M］.3版.北京：科学出版社，2017.

［6］　李鹏，陈光勇，王拥军，等.中国早期食管鳞状细胞癌及癌前病变筛查与诊治共识（2015年·北京）［J］.中国医刊，2016，55（1）：17-31.

［7］　令狐恩强.新的内镜下静脉曲张分型的方法初步探讨［J］.中国消化内镜，2008，2（9）：23-26.

［8］　小山恒男.食管癌ESD术前诊断［M］.田野，译.南京：江苏凤凰科学技术出版社，2021.

［9］　马丹，杨帆，廖专，等.中国早期食管癌筛查及内镜诊治专家共识意见（2014年，北京）［J］.中国实用内科杂志，2015，35（4）：320-337.

［10］　国家消化内镜专业质控中心，国家消化系统疾病临床医学研究中心（上海），国家消化道早癌防治中心联盟，等.中国早期食管癌及癌前病变筛查专家共识意见（2019年，新乡）［J］.中华消化内镜杂志，2019，36（11）：793-801.

［11］　Aurea P，Grazia M，Petrella F，et al. Giant leiomyoma of the esophagus［J］. Eur J Cardiothorac Surg，2002，22（6）：1008-1010.

［12］　Standards of Practice Committee，Faulx AL，Kothari S，et al. The role of endoscopy in subepithelial lesions of the GI tract［J］. Gastrointest Endosc，2017，85（6）：1117-1132.

［13］　Codipilly DC，Fang H，Alexander JA，et al. Subepithelial esophageal tumors：a single-center review of resected and surveilled lesions［J］. Gastrointest

Endosc, 2018, 87（2）：370-377.

[14] Ha C, Regan J, Cetindag IB, et al. Benign esophageal tumors [J]. Surg Clin North Am, 2015, 95（3）：491-514.

[15] Mosca S, Manes G, Monaco R, et al. Squamous papilloma of the esophagus: long-term follow up [J]. J Gastroenterol Hepatol, 2001, 16（8）：857-861.

[16] Sandvik AK, Aase S, Kveberg KH, et al. Papillomatosis of the esophagus [J]. J Clin Gastroenterol, 1996, 22（1）：35-37.

[17] Van Cutsem E, Geboes K, Vantrappen G. Malignant degeneration of esophageal squamous papilloma associated with the human papillomavirus [J]. Gastroenterology, 1992, 103（3）：1119-1120.

[18] Bandyopadhyay N, Fass R, Yamasaki T. Pocket handbook of esophageal disorders [M]. Berlin: Springer, 2019.

[19] Lundell LR, Dent J, Bennett JR, et al. Endoscopic assessment of oesophagitis: clinical and functional correlates and further validation of the Los Angeles classification [J]. Gut, 1999, 45（2）：172-180.

[20] Peters Y, Al-Kaabi A, Shaheen NJ, et al. Barrett oesophagus [J]. Nat Rev Dis Primers, 2019, 5（1）：35.

[21] Eluri S, Shaheen NJ. Barrett's esophagus: diagnosis and management [J]. Gastrointest Endosc, 2017, 85（5）：889-903.

[22] Komanduri S, Muthusamy VR, Wani S. Controversies in endoscopic eradication therapy for Barrett's esophagus [J]. Gastroenterology, 2018, 154（7）：1861-1875.

[23] Weusten B, Bisschops R, Coron E, et al. Endoscopic management of Barrett's esophagus: European Society of Gastrointestinal Endoscopy（ESGE）position statement [J]. Endoscopy, 2017, 49（2）：191-198.

[24] de Franchis R, Eisen GM, Laine L, et al. Esophageal capsule endoscopy for screening and surveillance of esophageal varices in patients with portal hypertension [J]. Hepatology, 2008, 47（5）：1595-1603.

[25] Bray F, Ferlay J, Soerjomataram I, et al. Global cancer statistics 2018:

GLOBOCAN estimates of incidence and mortality worldwide for 36 cancers in 185 countries [J]. CA Cancer J Clin, 2018, 68 (6): 394-424.

[26] Merkow RP, Bilimoria KY, Keswani RN, et al. Treatment trends, risk of lymph node metastasis, and outcomes for localized esophageal cancer [J]. J Natl Cancer Inst, 2014, 106 (7): dju133.

第五章　胃篇

第一节　胃毛细血管扩张症

胃毛细血管扩张症（gastrointestinal telangiectasia）是由血管自身发育异常或某一系统性疾病累及所致的胃内血管病变，病理机制为慢性的、间歇性的梗阻导致黏膜层或黏膜下层的小静脉及毛细血管迂曲、扩张，最终毛细血管前括约肌失去功能并形成小的动静脉交通。胃毛细血管扩张症的发病率通常低于10%，大部分患者为60岁以上的老年人，多数患者无消化道症状，仅在内镜检查时偶然发现。病变血管血流压力增大或轻微外力作用可造成消化道出血，但通常出血量较小，出血速度较慢，呈间歇性及自限性。

胃毛细血管扩张症在内镜下表现为病变黏膜呈点状、斑片状或树枝状，色泽较红，孤立分布或弥漫性扩张，大小一般 ≤ 0.8 cm，病灶可平坦或略隆起于黏膜表面，伴或不伴有活动性出血。如不合并消化道出血，或虽有消化道出血但并未引起贫血等症状，该病无需干预；如出血量较大，应采取内镜氩等离子体凝固术、电凝术以及内镜金属夹止血术等治疗。

胃毛细血管扩张症内镜图像如图 5-1-1—图 5-1-3 所示。

（重庆医科大学附属第二医院　邱禅）

病例　胃毛细血管扩张症

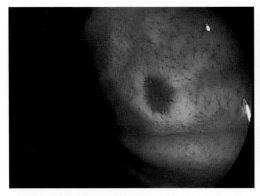

图 5-1-1　白光模式观察

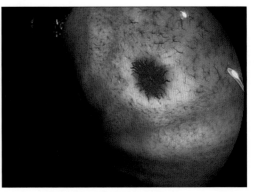

图 5-1-2　SFI 模式观察

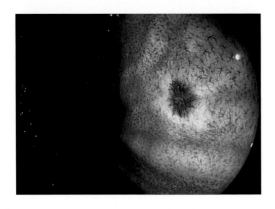

图 5-1-3　VIST 模式观察

病例：胃体见一斑状黏膜发红，大小约为 0.3 cm，中央可见毛细血管扩张，周围黏膜褪色，形成"白晕"。

（图片来自：重庆医科大学附属第二医院　卢俊宇）

第二节　胃底腺息肉

胃底腺息肉（fundic gland polyp）是指胃底腺区域（胃底、胃体黏膜）形成的单发或多发性广基底息肉样隆起，组织病理学上为胃底腺组织增生及腺管囊泡状扩张。胃底腺息肉已经成为胃息肉性病变中最常见的病理类型，以女性患者居多，发病年龄多在 40~60 岁，其发生主要与长期服用质子泵抑制剂（proton pump inhibitor，PPI）、家族性腺瘤性息肉病、胆汁反流等相关，同时大部分学者认为其发生与 HP 感染呈负相关。

胃底腺息肉在内镜下表现多为直径数毫米的小息肉，与周围黏膜色调相同，表面光滑，呈山田 II 型或 III 型。VIST 模式观察可见圆形或椭圆形腺窝开口。胃底腺息肉发生癌变风险极低，但与家族性腺瘤性息肉病相关的胃底腺息肉可发生异型增生或癌变。目前，胃底腺息肉尚缺乏规范的内镜治疗方法，针对单发或多发的直径 ≤ 0.5 cm 的胃底腺息肉可行内镜息肉钳除术，直径 ＞ 0.5 cm 的胃底腺息肉可行内镜氩等离子体凝固术或内镜下黏膜切除术，但无论息肉大小均建议病理活检。

胃底腺息肉内镜图像如图 5-2-1—图 5-2-12 所示。

（重庆医科大学附属第二医院　邱禅）

病例1　胃底腺息肉（一）

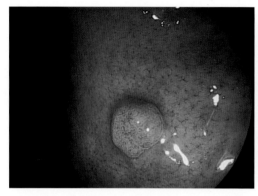

图 5-2-1　白光模式观察

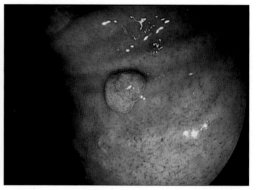

图 5-2-2　SFI 模式观察

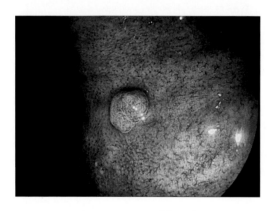

图 5-2-3　VIST 模式观察

病例1：胃底见山田Ⅲ型息肉，黏膜光滑，色调与周围黏膜相近，VIST 模式观察可见圆形腺窝开口。

（图片来自：重庆医科大学附属第二医院　卢俊宇）

病例2 胃底腺息肉（二）

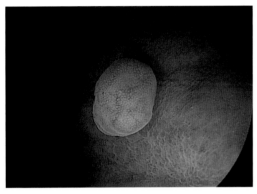

图 5-2-4　白光模式观察

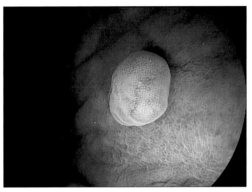

图 5-2-5　SFI 模式观察

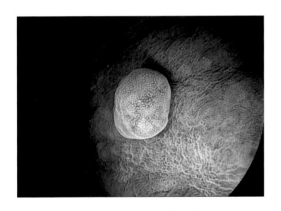

图 5-2-6　VIST 模式观察

病例 2：胃体见山田Ⅲ型息肉，黏膜光滑，色调与周围黏膜相近，VIST 模式观察可见圆形腺窝开口。

（图片来自：重庆医科大学附属第二医院　卢俊宇）

病例 3　胃底腺息肉（三）

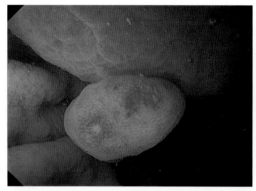

图 5-2-7　白光模式观察　　　　　　　　　　图 5-2-8　SFI 模式观察

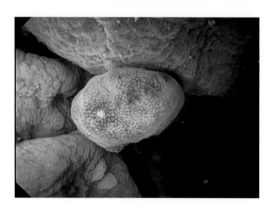

图 5-2-9　VIST 模式观察

病例 3：胃底见山田Ⅲ型息肉，黏膜光滑，色调与周围黏膜相近，VIST 模式抵近观察可见圆形腺窝开口。

（图片来自：重庆医科大学附属第二医院　卢俊宇）

病例 4　胃底腺息肉（四）

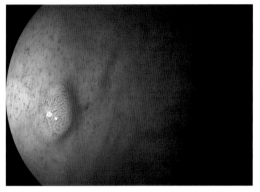

图 5-2-10　白光模式观察

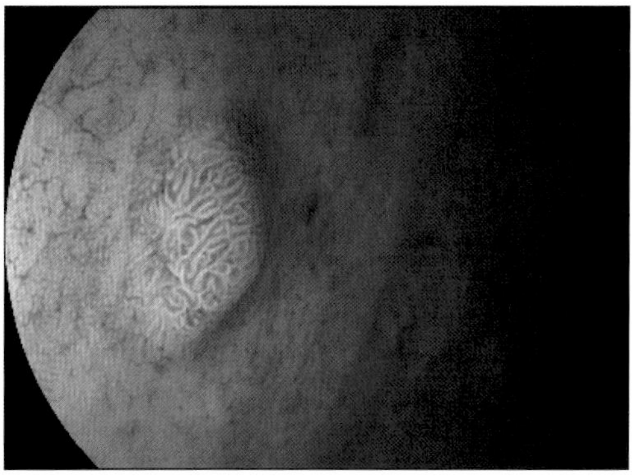

图 5-2-11　SFI 模式观察

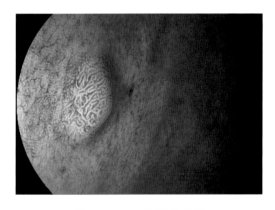

图 5-2-12　VIST 模式观察

病例 4：胃底见单发山田 I 型息肉，黏膜光滑，窝间部稍增宽，色调与周围黏膜相近。

（图片来自：陆军军医大学第二附属医院　彭学）

第三节　春间-川口病

春间-川口病主要表现为胃体上部至胃底部多发白色扁平隆起，川口等学者最先对其特点进行了探讨分析，故由此得名，组织病理学上为胃底腺小凹上皮增生，发病女性明显多于男性，男女比约为 7 ∶ 13，其发生多与长期服用 PPI 或 H2 受体拮抗剂相关。春间-川口病在内镜下表现为大小不等的白色扁平隆起，隆起表面无类似胃底腺息肉的扩张血管结构，抵近观察可见管状微结构。春间-川口病无需内镜下治疗，建议患者尽量减少或者停用 PPI 等药物，定期复查。

春间-川口病内镜图像如图 5-3-1—图 5-3-4 所示。

（重庆医科大学附属第二医院　邱禅）

病例　春间-川口病

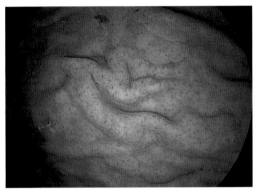

图 5-3-1　白光模式观察

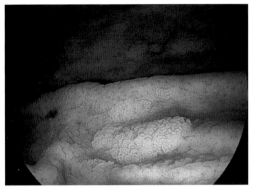

图 5-3-2　SFI 模式观察

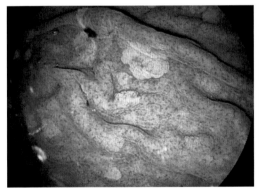

图 5-3-3　VIST 模式观察

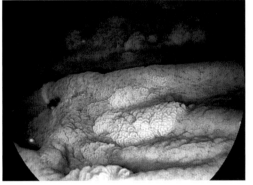

图 5-3-4　VIST 模式放大观察

病例：胃体可见多发白色扁平隆起，VIST 模式放大观察可见管状微结构。

（图片来自：重庆医科大学附属第二医院　卢俊宇）

第四节　胃黄斑瘤

　　黄斑瘤（xanthelasma），又称"黄色瘤（xanthoma）"或"类脂岛（lipid island）"。黄斑瘤的发病机制与多种病理因素有关，最新观点认为局部的创伤与炎症反应是其主要的病理学机制。

　　胃是消化道黄斑瘤最常见的病变部位，目前认为胃黄斑瘤与 HP 感染密切相关。胃黄斑瘤属于胃内良性病变，病理显示泡沫细胞形成。罹患胃黄斑瘤的患者往往无任何症状，仅在常规上消化内镜检查时发现。

　　胃黄斑瘤在内镜下表现为病灶较小（通常＜ 1 cm）且平坦，表面光滑，外观呈黄白色，时有多发病灶存在。

　　胃黄斑瘤是多种病变的危险预测因素，如血脂异常、增生性息肉、HP 感染、胃黏膜萎缩和肠上皮化生、胃癌、反流性胃炎和免疫抑制等。

　　胃黄斑瘤内镜图像如图 5-4-1—图 5-4-6 所示。

（重庆医科大学附属第二医院　杨映雪）

病例 1 胃黄斑瘤（一）

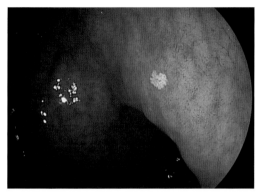

图 5-4-1 白光模式观察

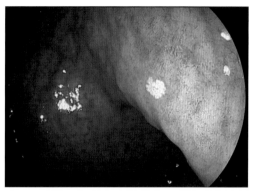

图 5-4-2 SFI 模式观察

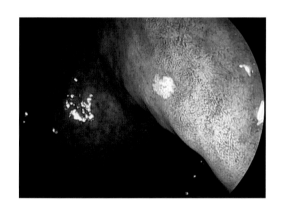

图 5-4-3 VIST 模式观察

白光模式观察：单个黄白色、边界清晰的类圆形病变，表面呈颗粒状。

SFI 模式观察：单个黄白色、边界清晰的类圆形病变，表面呈颗粒状。

VIST 模式观察：单个黄白色、边界清晰的类圆形病变，表面呈颗粒状。

（图片来自重庆医科大学附属第二医院　卢俊宇）

病例2 胃黄斑瘤（二）

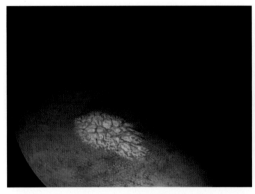

图 5-4-4 白光模式观察

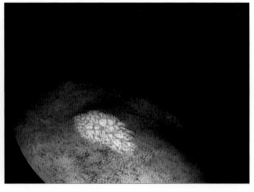

图 5-4-5 SFI 模式观察

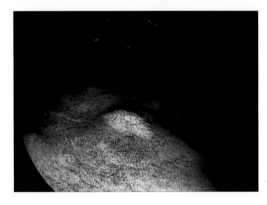

图 5-4-6 VIST 模式观察

白光模式观察：单个黄白色、边界清晰的类圆形病变，表面呈颗粒状。

SFI 模式观察：边界较白光更加清晰的类圆形病变，表面呈颗粒状。

VIST 模式观察：单个黄白色、边界清晰的类圆形病变，表面呈颗粒状。

（图片来自重庆医科大学附属第二医院　卢俊宇）

第五节　糜烂性胃炎

糜烂性胃炎（erosive gastritis）是指胃黏膜损伤不超过黏膜肌层，愈合后没有瘢痕形成，其发生与多种物理应激相关，内镜下表现为多发糜烂灶，较小（＜5 mm），边界清晰，位置较浅，仅累及上皮层。常位于近端胃（胃酸分布区域），较少见于胃窦及十二指肠。

急性糜烂出血性胃炎（acute erosive hemorrhagic gastritis），又称"急性糜烂性胃炎（acute erosive gastritis）"，是指胃黏膜浅表破损，未达黏膜肌层，愈合后无瘢痕形成。常见原因包括代谢应激、药物、腐蚀性损伤。

糜烂性胃炎内镜图像如图 5-5-1—图 5-5-9 所示。

（重庆医科大学附属第二医院　杨映雪）

病例1 糜烂性胃炎（一）

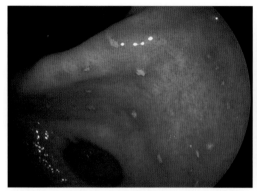

图 5-5-1　白光模式观察

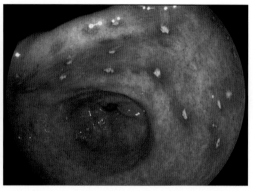

图 5-5-2　SFI 模式观察

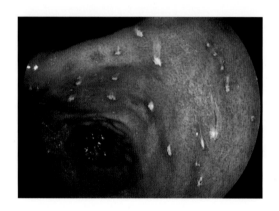

图 5-5-3　VIST 模式观察

白光模式观察：胃角、胃窦小弯侧及后壁见散在点状糜烂，黏膜充血、红肿，底覆白苔。

SFI 模式观察：胃角、胃窦小弯侧及后壁见散在点状糜烂，黏膜充血、红肿，底覆白苔。

VIST 模式观察：胃角、胃窦小弯侧及后壁见散在点状糜烂，黏膜充血、红肿，底覆白苔。

（图片来自重庆医科大学附属第二医院　卢俊宇）

病例2 糜烂性胃炎（二）

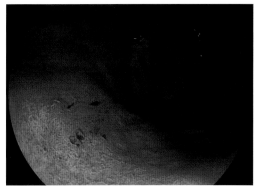

图 5-5-4 白光模式观察

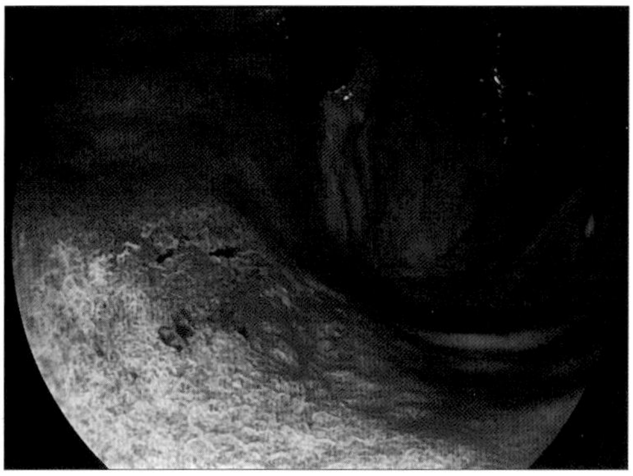

图 5-5-5 SFI 模式观察

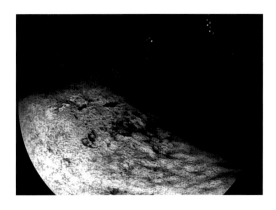

图 5-5-6 VIST 模式观察

白光模式观察：胃体上部后壁见黏膜充血、肿胀，糜烂灶伴少许血痂。

SFI 模式观察：胃体上部后壁见黏膜充血、肿胀，糜烂灶伴少许出血及部分血痂附着。

VIST 模式观察：黏膜充血、肿胀，外观以青色调为主，可见少许深褐色血迹。

（图片来自重庆医科大学附属第二医院　卢俊宇）

病例3　糜烂性胃炎（三）

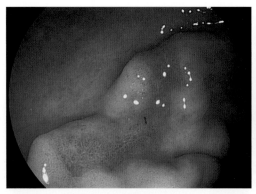

图 5-5-7　白光模式观察

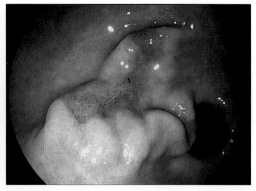

图 5-5-8　SFI 模式观察

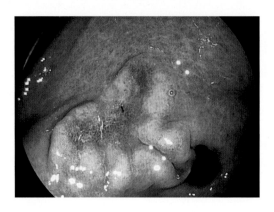

图 5-5-9　VIST 模式观察

白光模式观察：胃窦前壁近幽门处见黏膜隆起，形状不规则，中央凹陷发红。

SFI 模式观察：胃窦前壁近幽门处见黏膜隆起，形状不规则，中央凹陷发红。

VIST 模式观察：胃窦前壁近幽门处见黏膜隆起，形状不规则，中央以青色调为主，提示炎症。

（图片来自重庆医科大学附属第二医院　卢俊宇）

第六节 胃溃疡

胃溃疡（gastric ulcer，GU）是指胃黏膜破损性病变深度超过黏膜肌层，愈合后常有瘢痕形成。主要危险因素是 HP 感染以及非甾体抗炎药（nonsteroidal antiinflammatory drugs，NSAIDs）的使用，但感染 HP 及使用 NSAIDs 的人群中仅有部分人罹患胃溃疡，提示个体易感性是黏膜损伤的重要影响因素。胃溃疡性病变可分为良性溃疡和恶性溃疡，如表 5-6-1 所示。

胃溃疡内镜图像如图 5-6-1—图 5-6-8 所示。

表 5-6-1 良、恶性胃溃疡的鉴别要点

鉴别要点	胃溃疡性良性病变	
	良性	恶性
主要病因	HP 感染，药物，应激	HP 感染，基因，遗传，环境，EB 病毒
组织学来源	上皮来源	上皮来源（腺癌、腺鳞癌、淋巴髓样癌），淋巴间质来源（淋巴瘤）
内镜下形态	病灶相对较小，边缘规则，周围反应性隆起，质地柔软，溃疡中央清洁	病灶长 > 2 cm，边缘不规则，可合并"蚕食样"改变，"火山口"样隆起，溃疡中央污秽
治疗预后	良好	不佳

（重庆医科大学附属第二医院　杨映雪）

病例 1　胃溃疡（一）

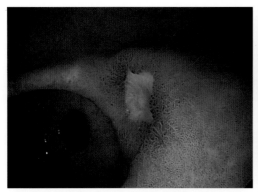

图 5-6-1　白光模式观察　　　　　　　　　　图 5-6-2　SFI 模式观察

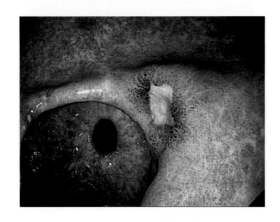

图 5-6-3　VIST 模式观察

病例 1：胃窦后壁见单个类圆形、直径约 0.6 cm 的溃疡，底覆白苔，边缘清晰且光滑，周围黏膜充血、水肿。

（图片来自：重庆医科大学附属第二医院　卢俊宇）

病例2 胃溃疡（二）

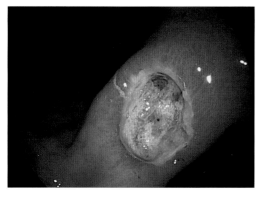

图 5-6-4　白光模式观察

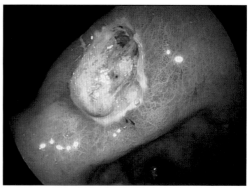

图 5-6-5　SFI 模式观察

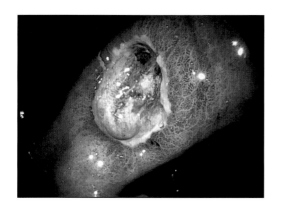

图 5-6-6　VIST 模式观察

病例 2：胃角见单个类圆形、大小约 0.8 cm 的溃疡，底覆白苔，边缘清晰且光滑，周围黏膜充血、水肿。

（图片来自：重庆医科大学附属第二医院　卢俊宇）

病例3 胃多发溃疡

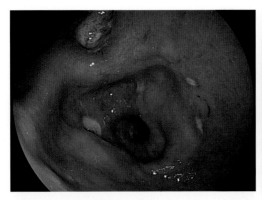 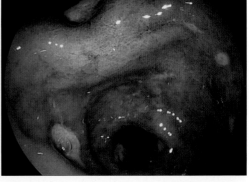

图 5-6-7 白光模式观察　　　　　　　　图 5-6-8 SFI 模式观察

病例3：胃角大弯侧、胃窦前后壁可见多发溃疡，底覆白苔，边缘清晰且光滑，周围黏膜充血、水肿。

（图片来自：重庆医科大学附属第二医院　卢俊宇）

第七节　慢性萎缩性胃炎

慢性萎缩性胃炎（chronic atrophic gastritis，CAG）是指在幽门螺杆菌感染或自身免疫引起慢性炎症的情况下，胃腺体萎缩甚至消失，伴或不伴化生。慢性萎缩性胃炎通常无症状，或在病程后期出现非特异性症状（如腹胀、腹痛、纳差等）。胃镜和病理检查是诊断慢性萎缩性胃炎的主要方法。

慢性萎缩性胃炎在内镜下表现为黏膜呈白色，皱襞变平甚至消失，黏膜变薄导致黏膜血管显露。1969年，木村和竹本提出慢性萎缩性胃炎分类，按照萎缩部位和范围，慢性萎缩性胃炎可分为 Closed 型与 Open 型。萎缩境界未超过贲门者定义为 Closed 型，分为 C-1（未超过胃角）、C-2、C-3；萎缩境界超过贲门者定义为 Open 型，分为 O-1（累及胃底）、O-2（累及胃体前后壁）、O-3（累及胃体大弯）。

慢性萎缩性胃炎内镜图像如图 5-7-1—图 5-7-18 所示。

（重庆医科大学附属第二医院　陈治吉）

病例1 慢性萎缩性胃炎（C-1）

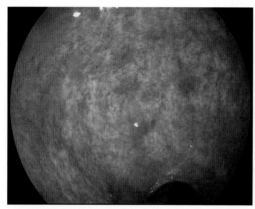

图 5-7-1　SFI 模式观察（一）

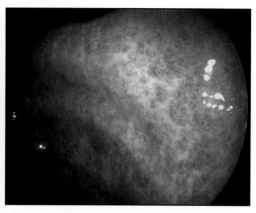

图 5-7-2　SFI 模式观察（二）

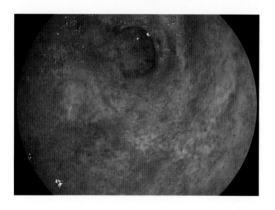

图 5-7-3　SFI 模式观察（三）

SFI 模式观察：

胃窦前壁及小弯黏膜变薄，以白为主。

胃角后壁黏膜变薄，以白为主，未超过胃角。

胃窦大弯黏膜变薄，以白为主。

（图片来自：重庆医科大学附属第二医院　卢俊宇）

病例 2　慢性萎缩性胃炎（C-2）

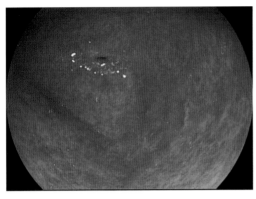 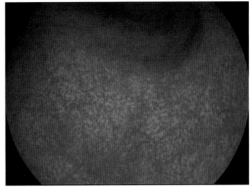

图 5-7-4　白光模式观察，胃窦黏膜变薄，以白　图 5-7-5　白光模式观察，窦体交界黏膜变薄，
　　　　　为主　　　　　　　　　　　　　　　　　　　　以白为主

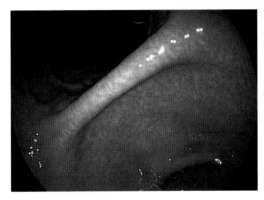 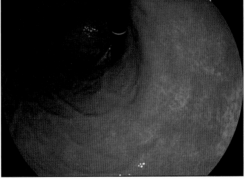

图 5-7-6　白光模式观察，胃角黏膜变薄，以白　图 5-7-7　白光模式观察，胃体下部小弯黏膜变
　　　　　为主　　　　　　　　　　　　　　　　　　　　薄，以白为主

（图片来自：重庆医科大学附属第二医院　卢俊宇）

病例3　慢性萎缩性胃炎（C-3）

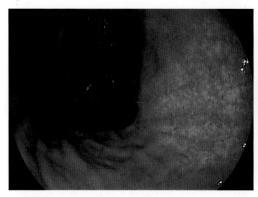

图 5-7-8　白光模式观察

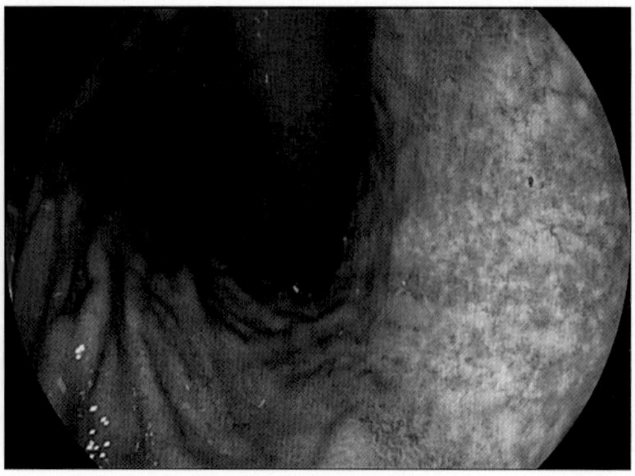

图 5-7-9　SFI 模式观察

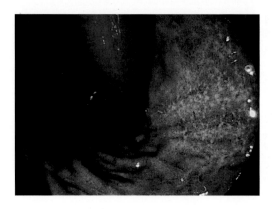

图 5-7-10　VIST 模式观察

白光模式观察：胃体黏膜肿胀，弥漫发红，小弯侧黏膜变薄，以白为主，延续至贲门。

SFI 模式观察：黏膜萎缩范围更加清晰。

VIST 模式观察：小弯侧黏膜变薄，以白为主，延续至贲门。

（图片来自：重庆医科大学附属第二医院　卢俊宇）

病例4 慢性萎缩性胃炎（O-1）

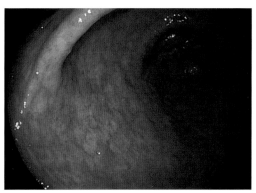

图 5-7-11 胃窦前壁黏膜变薄，以白为主

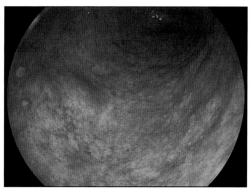

图 5-7-12 窦体交界黏膜变薄，以白为主

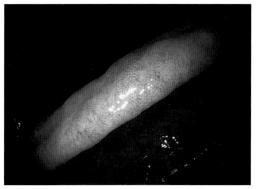

图 5-7-13 胃角黏膜变薄，以白为主

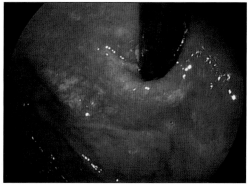

图 5-7-14 胃底黏膜变薄，以白为主

（图片来自：重庆医科大学附属第二医院　卢俊宇）

病例5 慢性萎缩性胃炎（O-2）

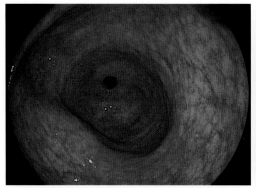

图 5-7-15 胃窦黏膜变薄，以白为主

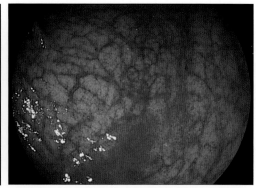

图 5-7-16 窦体交界黏膜变薄，以白为主

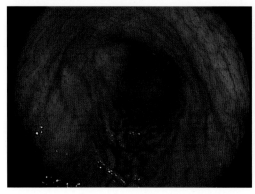

图 5-7-17 胃体前后壁侧黏膜变薄，以白为主

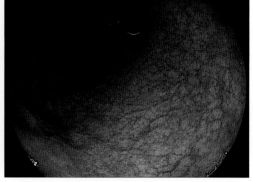

图 5-7-18 胃体小弯黏膜变薄，以白为主

（图片来自：重庆医科大学附属第二医院 卢俊宇）

第八节　A型萎缩性胃炎

A型萎缩性胃炎，又称"自身免疫性胃炎（autoimmune gastritis，AIG）"，是1973 年由斯特里克兰（Strickland）和麦凯（Mackay）提出的特殊型胃炎。A型萎缩性胃炎是由自身免疫功能紊乱引起的，表现为胃底腺区域黏膜高度萎缩及化生，幽门腺无萎缩或轻度萎缩，有别于其他原因（如 HP 感染）导致的萎缩性胃炎。A型萎缩性胃炎可引发无酸症和高胃泌素血症，导致维生素 B12 和铁的吸收发生障碍，从而出现巨幼细胞性贫血、缺铁性贫血和神经系统症状。

A型萎缩性胃炎早期在内镜下的表现不易察觉，随着萎缩进一步发展，黏膜变薄，皱襞变平，内镜下表现为胃皱襞消失，黏膜苍白，薄层黏膜中可见明显的血管。胃体和胃底萎缩明显，而胃窦萎缩不明显，内镜下提示"逆萎缩"改变。此外，内镜下可见混浊黏液、增生性息肉、假性息肉、神经内分泌肿瘤，还可能存在腺瘤、腺癌。许多患者的血液检查提示壁细胞及内因子抗体阳性，血清胃泌素明显升高，胃蛋白酶原Ⅰ（pepsinogen Ⅰ，PG Ⅰ）及 PG Ⅰ/PG Ⅱ显著下降。A型萎缩性胃炎的诊断需要结合内镜下表现、病理和相关血液抗体等指标综合判断。

A型萎缩性胃炎内镜图像如图 5-8-1—图 5-8-11 所示。

（重庆医科大学附属第二医院　陈治吉）

病例 1　A 型萎缩性胃炎

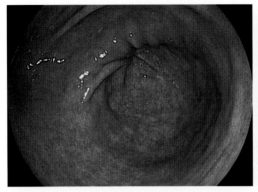

图 5-8-1　胃窦黏膜未见明显萎缩性改变

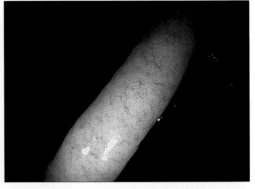

图 5-8-2　胃角黏膜未见明显萎缩性改变

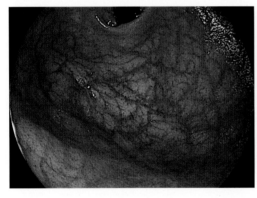

图 5-8-3　胃底黏膜变薄，以白为主，血管网透
见明显，内镜下提示"逆萎缩"改变

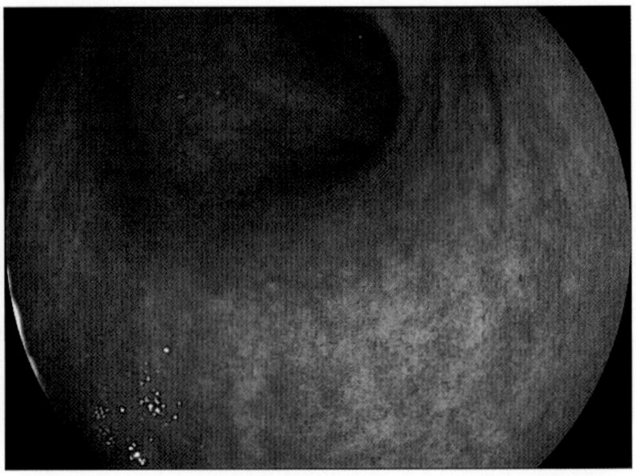

图 5-8-4　胃体黏膜变薄，以白为主，血管网透
见明显，内镜下提示"逆萎缩"改变

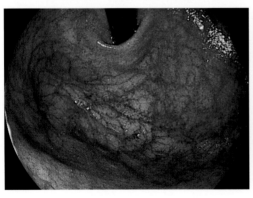

图 5-8-5　SFI 模式观察，胃底黏膜变薄，血管网
透见

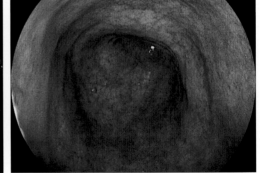

图 5-8-6　SFI 模式观察，胃体黏膜变薄，血管网
透见

（图片来自：重庆医科大学附属第二医院　卢俊宇）

病例 2　残存胃底腺

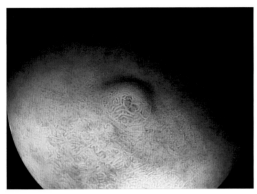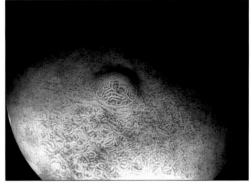

图 5-8-7　SFI 模式观察，胃体可见直径为 3~4 mm 的"息肉"隆起

图 5-8-8　VIST 模式抵近观察，可见周围黏膜变薄，隆起处为尚未完全萎缩的胃黏膜结构，避免误判为息肉切除

（图片来自：重庆医科大学附属第二医院　卢俊宇）

病例3　神经内分泌肿瘤 G1

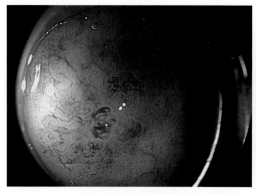

图 5-8-9　白光模式观察

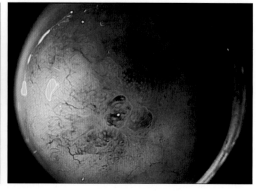

图 5-8-10　SFI 模式观察

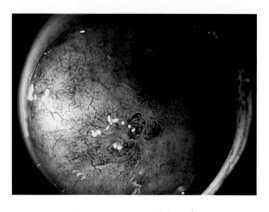

图 5-8-11　VIST 模式观察

病例3：胃底见大小约 5 mm×7 mm 的黏膜隆起、发红，抵近观察可见表面腺体稍扩张，血管伸长、扭曲，ESD 术后病理提示神经内分泌肿瘤 G1。

（图片来自：重庆医科大学附属第二医院　卢俊宇）

第九节　胃 MALT 淋巴瘤

原发性胃淋巴瘤主要指原发于胃部、起源于胃黏膜下层淋巴组织的恶性肿瘤，多呈低度恶性，主要病理类型为弥漫大 B 细胞淋巴瘤和黏膜相关淋巴组织淋巴瘤（mucosa-associated lymphoid tissue lymphoma，MALT 淋巴瘤）。胃 MALT 淋巴瘤占原发性胃淋巴瘤的 40%~50%，其症状通常表现为消化不良，可伴有慢性出血的迹象，而腹痛和体重下降较为少见。HP 感染与胃 MALT 淋巴瘤的发生密切相关，目前认为可能是 HP 感染—慢性胃炎—黏膜下淋巴细胞浸润—淋巴滤泡形成—MALT 增生—MALT 淋巴瘤的疾病模型。日本一项纳入 420 例患者的多中心研究显示，HP 根除治疗后，77% 的低度胃 MALT 淋巴瘤患者达到完全缓解。

胃 MALT 淋巴瘤在内镜下的表现多种多样，在欧美多分为隆起型、弥漫浸润型和溃疡型。横井等学者将胃 MALT 淋巴瘤的表面类型分为 IIc 型、黏膜下肿瘤型、多发性糜烂型、鹅卵石型、部分增厚型和褪色型。普通白光内镜可能会漏诊胃 MALT 淋巴瘤，其内镜形态多变且非特异性，很难与胃糜烂、未分化型早癌、萎缩、瘢痕等区分开。因此，普通白光内镜检查时如果观察到异常黏膜，需要考虑是否存在胃 MALT 淋巴瘤，建议结合放大内镜仔细观察，在病变部位深挖多取（最好是结构消失或有树枝状血管的地方）。

胃 MALT 淋巴瘤内镜图像如图 5-9-1—图 5-9-8 所示。

（重庆医科大学附属第二医院　陈治吉）

病例 胃 MALT 淋巴瘤

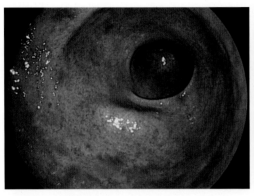

图 5-9-1 背景黏膜：慢性萎缩性胃炎（C-2，活动期）

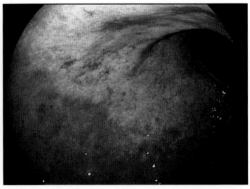

图 5-9-2 背景黏膜：慢性萎缩性胃炎（C-2，活动期）

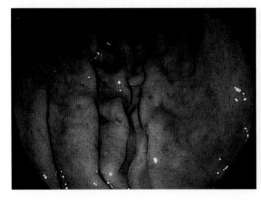

图 5-9-3 背景黏膜：慢性萎缩性胃炎（C-2，活动期）

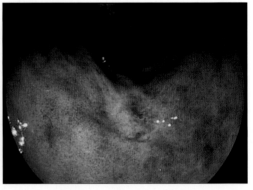

图 5-9-4 胃体上部小弯（乏气相）。胃体上部小弯一处凹陷性病变，黏膜凹凸不平，以褪色调改变为主，红白相间，边界不清

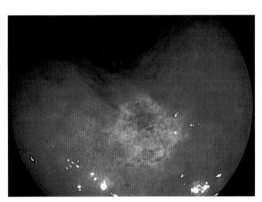

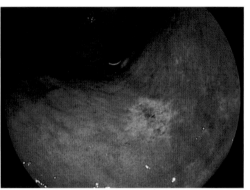

图 5-9-5　胃体上部小弯（充气相）。胃体上部　　　　图 5-9-6　SFI 模式观察（一）
　　　　小弯一处凹陷性病变，黏膜凹凸不平，
　　　　以褪色调改变为主，红白相间，边界
　　　　不清

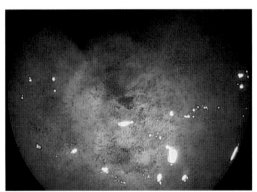

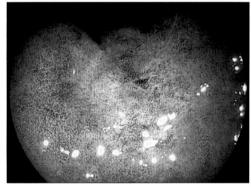

图 5-9-7　SFI 模式观察（二）　　　　　　图 5-9-8　VIST 模式观察，活检病理诊断为
　　　　　　　　　　　　　　　　　　　　　　　　MALT 淋巴瘤

（图片来自：重庆医科大学附属第二医院　卢俊宇）

第十节　早期胃癌

胃癌是全球第五大常见癌症，也是癌症死亡的第三大原因。早期胃癌在组织病理学上的定义是肿瘤生长浸润深度局限于黏膜内或黏膜下层的胃上皮性恶性肿瘤，伴或不伴淋巴结转移。该定义最早由日本学者于 20 世纪 60 年代提出，现已被广泛接受。得益于我国近几十年消化内镜技术的飞跃发展和大力普及、学科建设的完善以及全民健康意识的增强，愈来愈多的早期胃癌患者可以通过消化内镜规范化精准筛查得到及时的诊断和治疗，患者的 5 年生存率提升至 90% 以上。

大量研究数据显示，早期胃癌的发生及发展是一个慢性、多因素参与的过程，危险因素包括 HP 感染、胃黏膜萎缩和肠化生、遗传性疾病、吸烟、酗酒、不良饮食嗜好、EB 病毒感染等。国内外多项研究认为早期胃癌与 HP 感染有重大关联，国际癌症研究机构（International Agency for Research on Cancer，IARC）将 HP 感染定为 I 类致癌因子。

HP 感染会导致胃黏膜损伤，引起慢性萎缩性胃炎，表现为胃黏膜萎缩和肠化生，即胃黏膜固有腺体减少，胃黏膜变薄，肠型上皮细胞替代胃黏膜上皮细胞。胃黏膜萎缩范围越广，肠化生程度越重，发生胃癌的风险就越高。通常所说的胃癌的癌前病变是指一类组织病理学概念，以往被称为不典型增生或异型增生，2000 年世界卫生组织（World Health Organization，WHO）提出上皮内瘤变（intraepithelial neoplasia，IN）以替代旧概念，IN 能更准确地反映癌前病变在发展为浸润癌之前上皮细胞形态学改变的本质。轻度和中度异型增生相当于低级别上皮内瘤变（low-grade intraepithelial neoplasia，LGIN），重度异型增生或原位癌相当于高级别上皮内瘤变（high-grade intraepithelial neoplasia，HGIN）。

规范化的早期胃癌内镜诊断包括白光内镜、色素内镜和放大内镜，涉及病变的位置、形态、大小、边界、柔软度、浸润深度、染色前后变化、血管形态、腺管结构等内容。内镜筛查和诊断中最常用的方法是普通白光内镜。内镜下表现为胃黏膜萎缩、肠化生、鸡皮样胃炎等被认为是胃癌的高危表现。为了更好地观察病变部位，可应用以 NBI 和色素内镜等为代表的图像增强内镜检查技术（image enhanced endoscopy，IEE）。放大内镜观察胃上皮微结构和微血管，有助于判断病变性质和浸润深度。

早期胃癌内镜图像如图 5-10-1—图 5-10-47 所示。

（重庆医科大学附属第二医院　胥峰）

病例 1　胃早期腺癌（一）

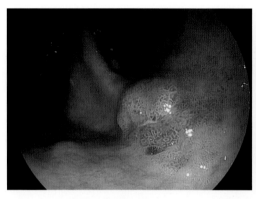

图 5-10-1　白光模式观察，胃底贲门一处隆起性病变，以红色调为主

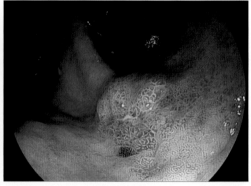

图 5-10-2　SFI 模式观察，病变呈橘红色，边界清晰

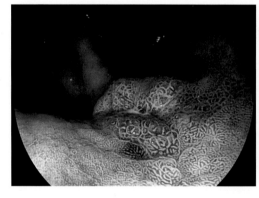

图 5-10-3　VIST 模式观察，病变呈茶褐色，边界清晰，部分腺管融合扩张

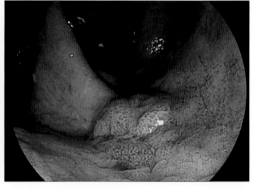

图 5-10-4　靛胭脂染色后清晰勾勒出病变边界及腺管微结构，提示肿瘤性病变

（图片来自：重庆医科大学附属第二医院　卢俊宇）

病例 2　胃早期腺癌（二）

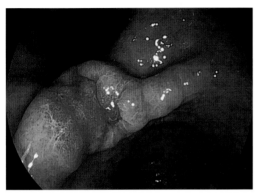

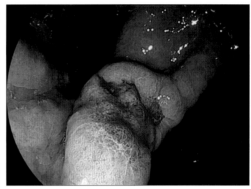

图 5-10-5　白光模式观察，胃窦前壁小弯侧一处凹陷性病变，以红色调为主

图 5-10-6　SFI 模式观察，病变发红明显，边界清晰

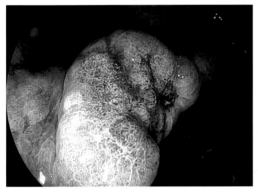

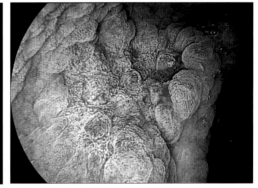

图 5-10-7　VIST 模式抵近观察，病变呈茶色调，腺管排列致密

图 5-10-8　VIST 模式水中观察，病变边界清晰，毛刺感明显，提示肿瘤性病变

（图片来自：重庆医科大学附属第二医院　卢俊宇）

病例 3 胃早期腺癌（三）

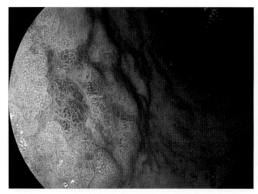

图 5-10-9 SFI 模式观察，胃窦前壁见一处凹陷型病灶，周围黏膜呈地图样发红，提示除菌后改变

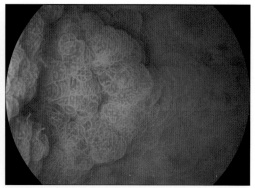

图 5-10-10 白光模式水中观察，病变以黄色调为主

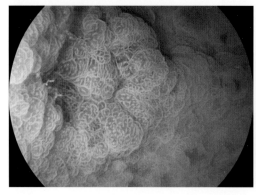

图 5-10-11 SFI 模式水中观察，病变红黄相间，以黄色调为主，边界清晰

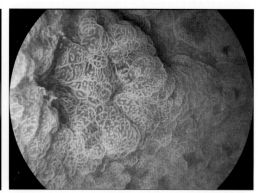

图 5-10-12 VIST 模式水中观察，病变茶褐色明显，腺管大小不一、排列紊乱

（图片来自：重庆医科大学附属第二医院 卢俊宇）

病例4 胃早期腺癌（四）

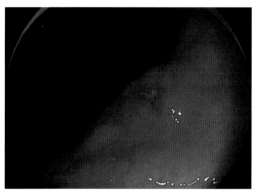

图 5-10-13 白光模式观察，胃角后壁见一处黏膜不规则隆起，大小约 1 cm×2 cm，中央见活检后凹陷，覆少许白苔，边界欠清晰

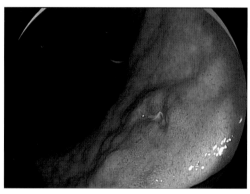

图 5-10-14 SFI 模式观察，病灶形态轮廓更加清晰，凹陷周边黏膜稍发红，考虑与活检后充血有关

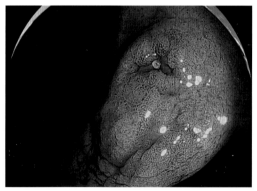

图 5-10-15 VIST 模式观察，病灶整体茶色改变不明显，但凹陷处前壁侧可见黏膜略呈茶色，表面似有颗粒感，欠光滑

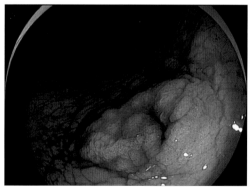

图 5-10-16 喷洒靛胭脂后，病灶隆起与凹陷部分勾勒得更加显著，但没有明显沉积不良的部分

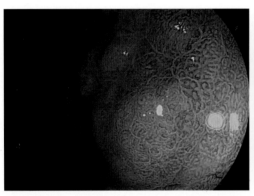

图 5-10-17　VIST 模式弱放大观察，凹陷处前壁
　　　　　侧黏膜呈茶色，表面结构欠清晰

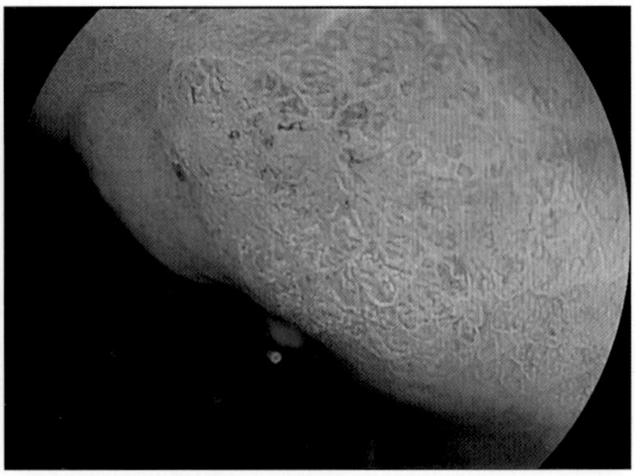

图 5-10-18　SFI 模式正镜观察，病灶表面局部
　　　　　有不规则白色不透光物质（white
　　　　　opaque substance，WOS）附着

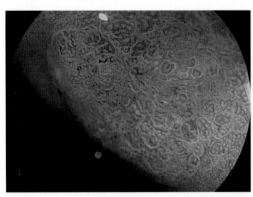

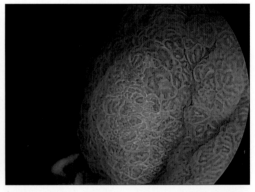

图 5-10-19　VIST 模式正镜弱放大观察，茶色黏
　　　　　膜表面微结构大小不等、排列紊乱，
　　　　　且有不规则 WOS 附着，提示肿瘤
　　　　　性病变

图 5-10-20　VIST 模式水中观察，病变茶褐色明
　　　　　显，可见表面微结构大小不一、排
　　　　　列紊乱，且有不规则 WOS 附着，
　　　　　提示肿瘤性病变

（图片来自：重庆医科大学附属第二医院　卢俊宇）

病例5 胃早期腺癌（五）

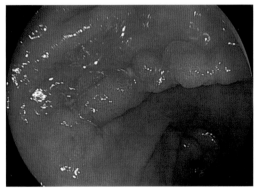

图 5-10-21　白光模式观察，胃窦小弯见一处不规则凹陷型病灶，大小约 3 cm×4 cm

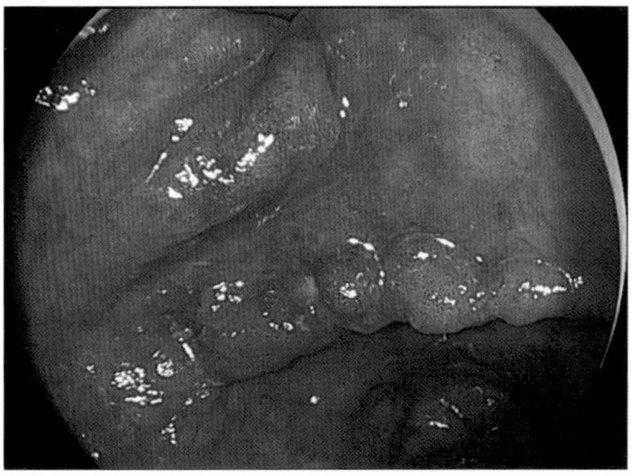

图 5-10-22　SFI 模式观察，凹陷周边黏膜发红明显，但病灶整体边界欠清晰

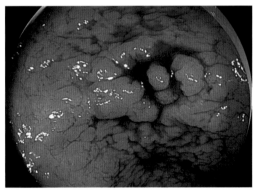

图 5-10-23　喷洒靛胭脂后，凹陷处染色剂沉积，病灶非凹陷部分着色不良，但对边界提示作用不显著

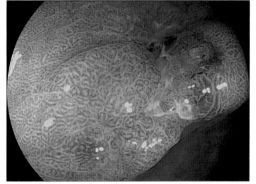

图 5-10-24　VIST 模式弱放大观察，病变前壁侧可见黏膜茶色改变，边界可辨认，茶色区域内表面微结构大小不一、排列紊乱，提示病灶为肿瘤性病变

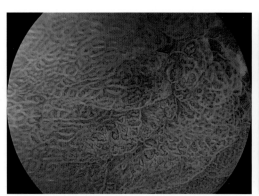 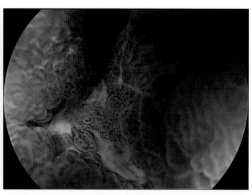

图 5-10-25　VIST 模式水中放大观察，肿瘤区域茶色改变更加显著，病灶内微血管扭曲、扩张、形态各异，提示肿瘤性微血管

图 5-10-26　VIST 模式水中强放大观察，凹陷内部可见网格状微血管，提示高分化管状腺癌可能性大

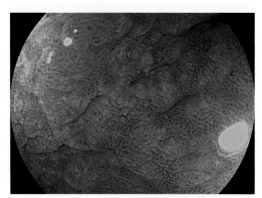

图 5-10-27　VIST 模式弱放大观察，病灶肛侧黏膜呈不规则发白，但无明确边界，考虑为肠化生所致 WOS 沉积。ESD 术后病理证实该区域为肠化生改变，而非肿瘤性病变

（图片来自：重庆医科大学附属第二医院　卢俊宇）

病例6　胃早期腺癌（六）

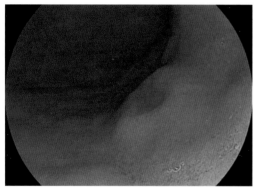

图 5-10-28　SFI 模式观察，胃窦大弯近后壁见一处直径约 1 cm 的 0-Ⅱc 型病灶，周围黏膜微隆起

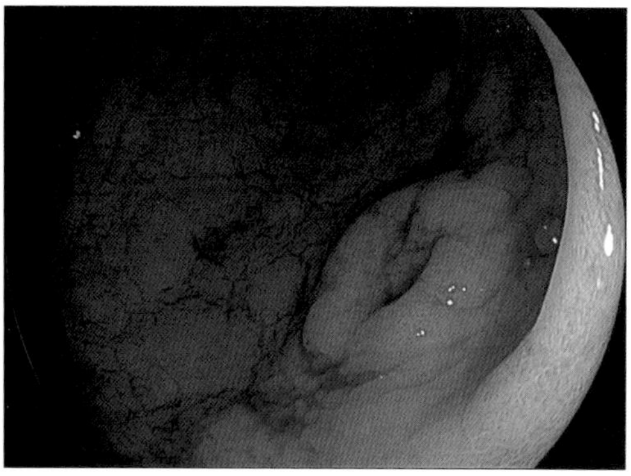

图 5-10-29　喷洒靛胭脂后，病灶边界更加清晰

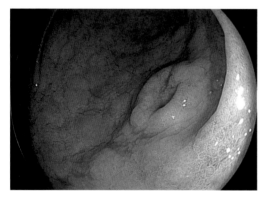

图 5-10-30　SFI 模式观察，病变边界清晰，凹陷部分表面结构似乎不规则

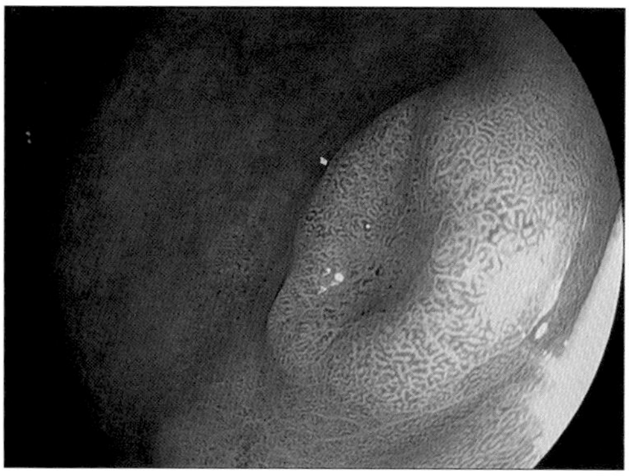

图 5-10-31　VIST 模式观察，病变周边隆起部分表面结构异型性不明显，中央凹陷部分可见不均匀的表面微结构

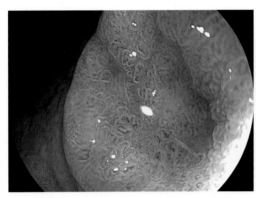 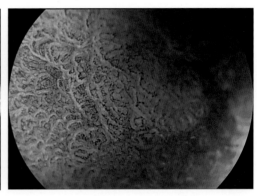

图 5-10-32　SFI 模式弱放大观察，可见中央凹陷　　图 5-10-33　VIST 模式水中放大观察，可见病
　　　　　　处表面微结构大小不等、分布不均，　　　　　　　　　　灶中央凹陷部分的微血管呈网格样
　　　　　　部分微血管发红、扭曲、扩张　　　　　　　　　　　　（mesh pattern），提示高分化管状
　　　　　　　　　　　　　　　　　　　　　　　　　　　　　　腺癌

（图片来自：重庆医科大学附属第二医院　杨映雪）

病例7 胃早期腺癌（七）

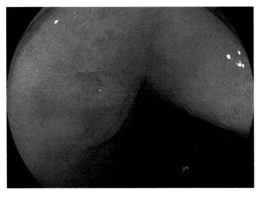

图 5-10-34　白光模式观察，胃角前壁见一处大小约 5 mm×6 mm 的黏膜隆起，略带黄色调，活检提示高级别上皮内瘤变。周围黏膜凹陷发红，色泽均匀一致，提示除菌后色调逆转的肠化改变

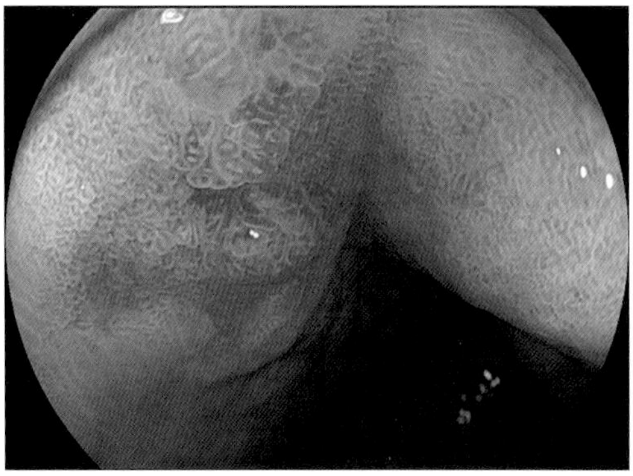

图 5-10-35　SFI 模式观察，病变以黄色调为主，可见活检后黏膜表面缺损。周围凹陷发红为除菌后肠化生的色调逆转表现

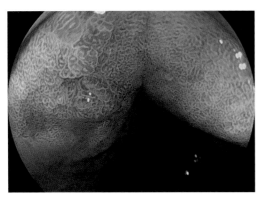

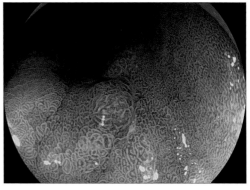

图 5-10-36　VIST 模式观察，病变隆起部分中央呈茶色

图 5-10-37　VIST 模式倒镜观察，病变茶褐色明显

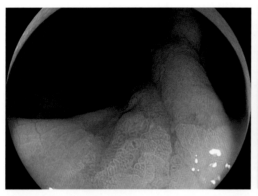

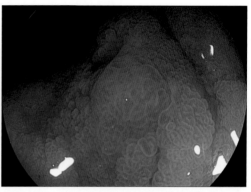

图 5-10-38　喷洒靛胭脂后，SFI 模式观察，病灶处染色剂沉积不良，较周围黏膜更加突出

图 5-10-39　喷洒靛胭脂后，白光模式近距离观察，病灶表面染色剂沉积不良，微结构稍扩张、大小不一、排列紊乱

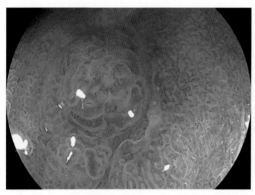

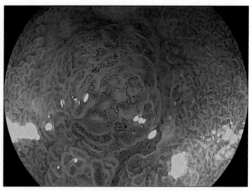

图 5-10-40　SFI 模式放大观察，病灶明显呈黄色调，表面可见微血管扭曲，部分白区不鲜明化，提示肿瘤性病变

图 5-10-41　VIST 模式放大观察，病灶隆起部分窝间部增宽，白区不鲜明，顶部可见茶色背景，微血管扩张、扭曲明显且分布不均，提示肿瘤性病灶

（图片来自：重庆医科大学附属第二医院　胥峰）

病例 8　胃底腺型胃癌

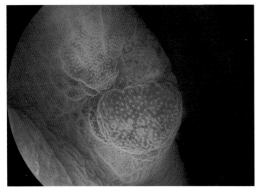

图 5-10-42　白光模式观察

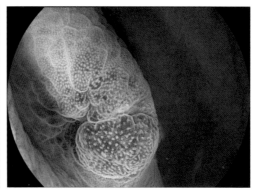

图 5-10-43　SFI 模式观察

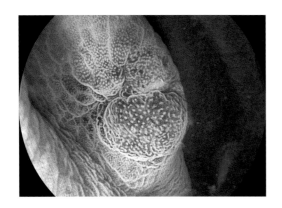

图 5-10-44　VIST 模式观察

白光模式观察：胃体一处黏膜下肿物（submucosal tumor，SMT）样隆起，以黄色调为主。

SFI 模式观察：病变边界不清。

VIST 模式观察：可见病变中央窝间部较周围增宽，ESD 术后病理提示胃底腺型胃癌。

（图片来自：重庆医科大学附属第二医院　卢俊宇）

病例 9　胃底腺型胃癌（主细胞型）

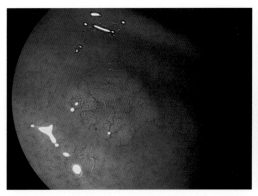

图 5-10-45　白光模式观察

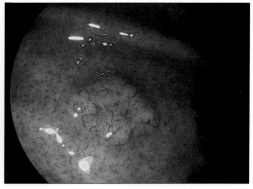

图 5-10-46　SFI 模式观察

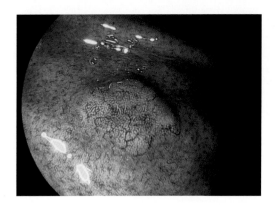

图 5-10-47　VIST 模式观察

白光模式观察：胃体上部大弯见一略褪色的 0-Ⅱa 型隆起，呈 SMT 样外观，直径约 8 mm，表面可见增粗的红色血管。

SFI 模式观察：病变较背景黏膜略褪色，表面可见增粗的红色血管，周围黏膜可见 RAC。

VIST 模式观察：边界不清，病变黏膜微表面结构排列呈沟槽样，长短不一，可见青色的蛇形血管。

（图片来自：深圳大学附属华南医院　黄思霖　李博）

第十一节　间质瘤和平滑肌瘤

消化道黏膜下肿物（gastrointestinal submucosal tumor，消化道 SMT）是指一类起源于消化道黏膜肌层、黏膜下层或固有肌层的隆起性病变，也可以是腔外病变。近十余年来，由于消化内镜技术的飞跃发展和大力普及，尤其超声内镜检查术（endoscopic ultrasonography，EUS）日益成熟，能显示病变所在的层次、回声强度、回声均匀程度等，消化道 SMT 的检出率较前有大幅度提高。

SMT 在消化道各部位均有检出，但在消化道各部位的发病情况不均衡，以上消化道较为多见。消化道 SMT 的组织病理学类型也相对复杂，绝大多数属于良性病变，恶性病变不足 15%。食管 SMT 好发于食管中下段，平滑肌瘤是最常见的类型，占所有食管肿瘤的 60%~80%，男性较女性多见；胃是消化道 SMT 最好发部位，胃 SMT 的病理类型较为复杂，以胃肠道间质瘤（gastrointestinal stromal tumor，GIST）、平滑肌瘤和异位胰腺较为多见；十二指肠球部和降部 SMT 以脂肪瘤和囊肿较为多见；结肠 SMT 以脂肪瘤最为常见；直肠 SMT 以神经内分泌肿瘤（neuroendocrine tumor，NET）为主。通常肿瘤直径 < 2 cm 的 SMT 没有明显的临床症状，多在常规内镜检查时偶然发现。不过，随着肿瘤直径的不断增大，某些特殊部位以及特殊组织病理学类型的 SMT 可出现出血、梗阻及转移等症状。

一、胃肠道间质瘤

胃肠道间质瘤可发生于消化道的任何部位，起源于胃肠道间质干细胞——卡哈尔间质细胞（interstitial cell of Cajal，ICC），是胃肠道最常见的富于表达 CD117 的间叶细胞源性肿瘤，受体酪氨酸激酶 C-KIT 和血小板源性生长因子受体 PDGFRA 的突变被认为是 GIST 的主要发病因素和推动因素。GIST 的好发部位按发病率高低排列，发病率最高的部位是胃（占 60%~70%），其次是小肠（占 20%~30%），结直肠（约 5%）和食管（不足 5%）则较为少见。胃 GIST 最多见于胃体（占 46%~58%），随后依次为胃底、胃窦、贲门。GIST 在内镜下通常表现为球状或梭形隆起，少数为半环形隆起，大多数瘤体表面黏膜光滑，由于 GIST 具有恶性潜能，部分瘤体可出现出血、破溃。

二、平滑肌瘤

平滑肌瘤是一类起源于消化道黏膜肌层或固有肌层中平滑肌细胞的良性肿瘤，起源于前者的多见于食管，而起源于后者的在消化道各部位均可发生，常为单发，偶见多发。内镜下表现为长梭形或球形、半球形隆起，黏膜表面光滑，可呈分叶状。EUS 下表现为性质均匀、与周围固有肌层回声相等的低回声或中低回声团块，边界清晰。与其他间叶组织肿瘤相比，平滑肌瘤钙化的频率较高，此为鉴别要点之一。

间质瘤和平滑肌瘤内镜图像如图 5-11-1—图 5-11-13 所示。

（重庆医科大学附属第二医院　胥峰）

病例 1 胃间质瘤（一）

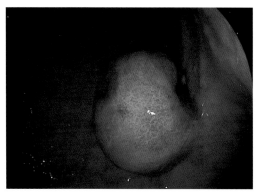

图 5-11-1 白光模式观察

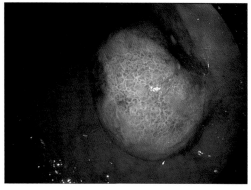

图 5-11-2 SFI 模式观察

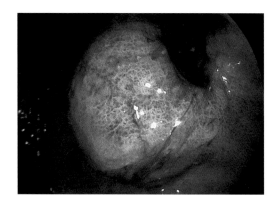

图 5-11-3 VIST 模式观察

白光模式观察：胃底见巨大球形黏膜下隆起，黏膜表面凹陷破溃，术后病理提示间质瘤。

SFI 模式观察：胃底见巨大球形黏膜下隆起，黏膜表面凹陷破溃，术后病理提示间质瘤。

VIST 模式观察：胃底见巨大球形黏膜下隆起，黏膜表面凹陷破溃，术后病理提示间质瘤。

（图片来自：陆军军医大学第二附属医院 彭学）

病例2 胃间质瘤（二）

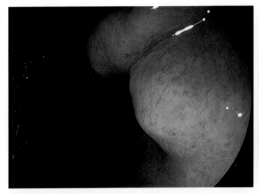

图 5-11-4 白光模式观察

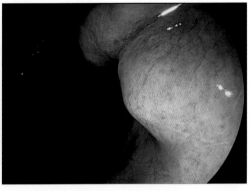

图 5-11-5 SFI 模式观察

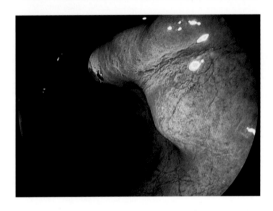

图 5-11-6 VIST 模式观察

白光模式观察：胃底近贲门可见单个类圆形黏膜下隆起，表面光滑，超声内镜提示来自第四层，考虑间质瘤。

SFI 模式观察：胃底近贲门可见单个类圆形黏膜下隆起，表面光滑，超声内镜提示来自第四层，考虑间质瘤。

VIST 模式观察：胃底近贲门可见单个类圆形黏膜下隆起，表面光滑，超声内镜提示来自第四层，考虑间质瘤。

（图片来自：重庆医科大学附属第二医院　卢俊宇）

病例3　胃间质瘤（三）

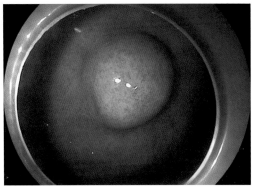
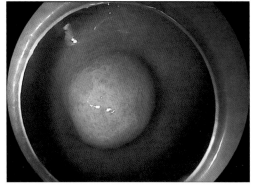

图 5-11-7　白光模式观察（一）　　　　　图 5-11-8　白光模式观察（二）

白光模式观察：胃底穹隆部可见单个半球形黏膜下隆起，表面光滑。ESD 术后病理提示间质瘤。

（图片来自：重庆医科大学附属第二医院　卢俊宇）

病例4 胃SMT（一）

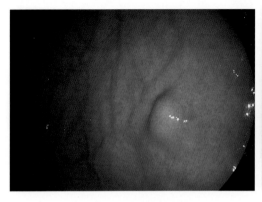

图 5-11-9　白光模式观察

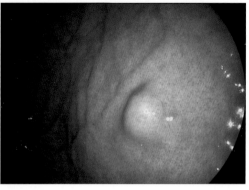

图 5-11-10　SFI 模式观察

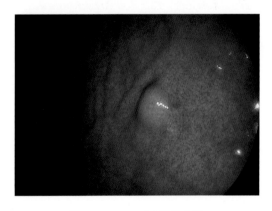

图 5-11-11　VIST 模式观察

白光模式观察：胃底可见单个类圆形黏膜下隆起，黏膜表面光滑，RAC+。

SFI 模式观察：胃底可见单个类圆形黏膜下隆起，黏膜表面光滑，RAC+。

VIST 模式观察：胃底可见单个类圆形黏膜下隆起，黏膜表面光滑，RAC+。

（图片来自：陆军军医大学第二附属医院　彭学）

病例5 胃SMT（二）

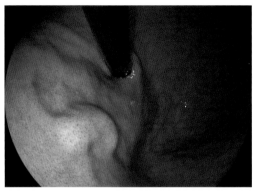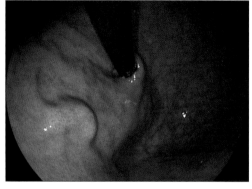

图 5-11-12　白光模式观察，胃底后壁可见大小　　图 5-11-13　SFI 模式观察，胃底后壁可见大小
　　　　　　约 0.8 cm×1.0 cm 的黏膜下隆起，表　　　　　　　约 0.8 cm×1.0 cm 的黏膜下隆起，表
　　　　　　面光滑，形态不规则，呈分叶状，　　　　　　　面光滑，形态不规则，呈分叶状，
　　　　　　RAC+　　　　　　　　　　　　　　　　　　　RAC+

（图片来自：陆军军医大学第二附属医院　彭学）

第十二节　异位胰腺

异位胰腺（ectopic pancreas，EP）是指胰腺组织处于异常位置，与胰腺没有解剖、血管或神经连续性，1727 年首次被发现于回肠憩室。异位胰腺可以发生于胃肠道的任何部位，最常见的部位是胃（25%~62%），其次是十二指肠（25%~35%）和空肠（16%），胆道系统、肝、肺、纵隔、大脑也可能是非典型的发生部位。

胃异位胰腺，又称"胃迷走胰腺"，属于先天异常，被认为是胚胎时期十二指肠背侧原基异位迷走进入胃壁内并肿瘤性增大造成的。根据海因里希（Heinrich）的组织学分类，异位胰腺分为 3 种类型：Ⅰ型，典型的胰腺组织，有导管、腺泡和胰岛细胞；Ⅱ型，腺泡多，导管少，无胰岛细胞；Ⅲ型，导管多，腺泡很少甚至没有，无胰岛细胞。加斯帕-富恩特斯（Gaspar-Fuentes）等学者后来修改了组织学分类，描述了另一种类型的 EP（Ⅳ型），该类型由内分泌胰岛组成，无外分泌胰腺组织。

内镜特点：胃异位胰腺 80% 位于胃窦，其次为胃角，通常为覆盖正常黏膜的山田Ⅰ~Ⅱ型隆起。肉眼观察一般呈 SMT 样形态，也有呈息肉状、浸润性存在于黏膜下的报道；隆起中央有反应导管的肚脐样凹陷改变，是从胰腺组织通向胃内腔的导管开口，也有隆起中央无导管凹陷者，常需要用超声内镜确定，表现为不均匀低回声。异位胰腺可发生癌变，但概率极低，据报道发病率为 0.7%~1.8%。

胃异位胰腺常需要与类癌、转移癌等鉴别。类癌中央凹陷多为不规则形，或伴不规则小溃疡；转移癌中央凹陷不规则，且病变常为多发性。

异位胰腺内镜图像如图 5-12-1—图 5-12-3 所示。

（重庆医科大学附属第二医院　李传飞）

病例　胃窦异位胰腺

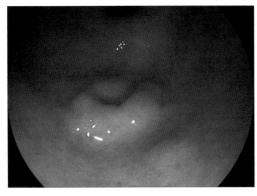

图 5-12-1　白光模式观察

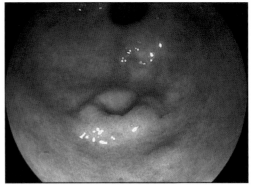

图 5-12-2　SFI 模式观察

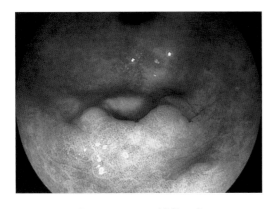

图 5-12-3　VIST 模式观察

白光模式观察：胃窦大弯侧见隆起性病变，中央有凹陷，呈肚脐样改变。

SFI 模式观察：病变区域黏膜颜色与周边无明显差异，呈橘红色。

VIST 模式观察：病变区域黏膜颜色与周边无明显差异。

（图片来自：陆军军医大学第二附属医院　彭学）

第十三节　胃静脉曲张

胃静脉曲张（gastric varices，GV）常见于肝硬化患者，通常分为食管胃静脉曲张（gastroesophageal varices，GOV）和孤立胃静脉曲张（isolated gastric varices，IGV）。HVPG ≥ 12 mmHg 是形成 GOV 和（或）出血的阈值。胃静脉曲张的发病率低于食管静脉曲张，仅见于 5%~33% 的门静脉高压症患者，约 20% 的肝硬化患者发生胃静脉曲张。

根据我国肝硬化相关指南及萨林（Sarin）等学者的研究，按照胃静脉曲张与食管静脉曲张的关系及其在胃内的位置，可对胃静脉曲张进行如下分型。

（1）胃静脉曲张若是食管静脉曲张的延伸，可分为以下 3 种类型。

1 型静脉曲张（gastroesophageal varices type 1，GOV1）：该类型最常见，胃静脉曲张是食管静脉曲张的延续，沿胃小弯伸展至食管胃连接部以下 2~5 cm，静脉曲张较直。该类型占所有胃静脉曲张的 75%，首次出血率约为 12%。

2 型静脉曲张（gastroesophageal varices type 2，GOV2）：表现为食管静脉曲张越过食管胃连接部沿胃底大弯延伸，静脉曲张通常更长、更迂曲或在贲门部呈结节样隆起。该类型发生率约为 21%，首次出血率约为 55%。

3 型静脉曲张（gastroesophageal varices type 3，GOV3）：表现为食管静脉曲张既向胃小弯侧延伸，也向胃底部延伸。

（2）孤立胃静脉曲张若不伴有食管静脉曲张，可分为以下 2 种类型。

1 型（isolated gastric varices type 1，IGV1）：位于胃底，呈串珠样、瘤样、结节样等形态。

2 型（isolated gastric varices type 2，IGV2）：罕见，位于胃体、胃窦或幽门周围。

静脉曲张的出血风险与静脉曲张的位置（IGV1 > GOV2 > GOV1）、大小、是否红色征、肝病严重程度等密切相关。胃静脉曲张的出血率低于食管静脉曲张，但由于出血的严重程度以及对药物和内镜治疗的反应差异，胃静脉曲张出血的死亡率高于食管静脉曲张出血。食管胃静脉曲张常见于门静脉或脾静脉血栓形成，特别是当患者存在恶性肿瘤或胰腺炎时，应完善影像学检查以排除静脉血栓形成。

胃镜作为一种侵入性检查措施，目前仍是筛查静脉曲张的主要方法。推荐行胃镜检查，以确定患者是否存在 GOV 并进行 LDRf 分型以评估曲张静脉破裂出血的危险性。LDRf 分型是具体描述食管胃静脉曲张在消化管道中所在位置（location，L）、直径（diameter，D）与危险因素（risk factor，Rf）的分型记录方法。

胃静脉曲张内镜图像如图 5-13-1—图 5-13-8 所示。

（重庆医科大学附属第二医院　李传飞）

病例1 胃静脉曲张（一）

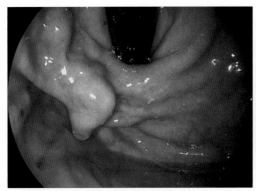

图 5-13-1 白光模式观察（一）

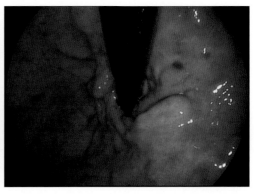

图 5-13-2 白光模式观察（二）

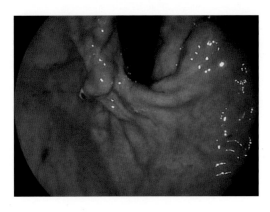

图 5-13-3 白光模式观察（三）

白光模式观察：胃底小弯及大弯侧可见曲张静脉，直径约为 0.8 cm，表面红色征阴性，内镜诊断为胃静脉曲张（Lgf D1.0 Rf0）。

（图片来自：陆军军医大学第二附属医院　彭学）

病例 2　胃静脉曲张（二）

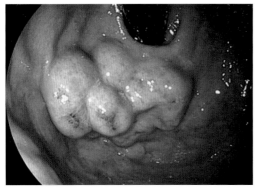

图 5-13-4　白光模式观察

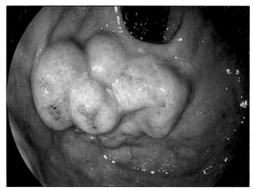

图 5-13-5　SFI 模式观察

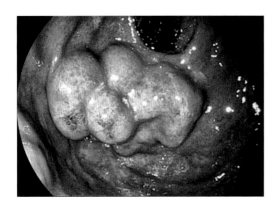

图 5-13-6　VIST 模式观察

白光模式观察：胃底大弯侧见孤立的团状曲张静脉，直径约为 3.5 cm，表面红色征阳性。

SFI 模式观察：胃底大弯侧见孤立的团状曲张静脉，直径约为 3.5 cm，表面红色征阳性。

VIST 模式观察：胃底大弯侧见孤立的团状曲张静脉，直径约为 3.5 cm，表面红色征阳性，内镜诊断为胃静脉曲张（Lgf D4.0 Rf1），IGV1 型。

（图片来自：重庆医科大学附属第二医院　卢俊宇）

病例3　食管胃静脉曲张

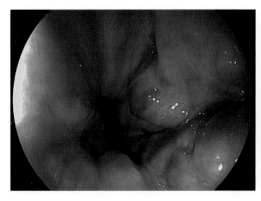 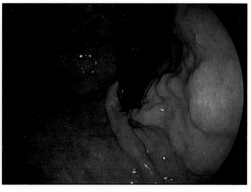

图 5-13-7　白光模式观察，食管中下段见 3~4 条曲张静脉，迂曲蛇行，最大直径约为 0.8 cm，表面红色征阳性

图 5-13-8　白光模式观察，胃底小弯侧见 2~3 条曲张静脉，直径约为 0.4 cm，未见红色征。内镜诊断为食管胃静脉曲张（Lemi, gf D1.0 Rf1），GOV1 型

（图片来自：重庆医科大学附属第二医院　卢俊宇）

第十四节　胃内异物

胃内异物是指在胃内不能被消化且因未及时排出而滞留的各种物体，是临床常见急症之一，多见于儿童和老年人，常见异物包括硬币和假牙等。对成年患者而言，鱼骨、鱼刺或其他骨碎片是最常见的异物，但这类异物最常卡在食管上部，穿孔风险高。

胃内异物的处理方式主要包括自然排出、内镜处理和外科手术。研究表明，大多数摄入的异物（80%~90%）会自行排出，没有并发症，10%~20% 的异物需要内镜下处理，只有不到 1% 的患者需要通过手术取出异物或存在并发症。

异物一旦通过食管，大多数会在 4~6 天内排出，极少数会在 4 周内排出。通常直径 ≥ 2.5 cm 的异物不会通过幽门或回盲瓣，长度 ≥ 6.0 cm 的异物不会通过十二指肠，而较小的异物则有可能进入小肠；长期滞留于胃内的异物会导致胃溃疡，尖锐异物可能导致胃肠穿孔等。胃内异物若处理不及时，可能造成严重并发症，如出血、穿孔、梗阻等，严重时甚至导致死亡。因此，应争取尽早将胃内异物取出。

内镜处理具备及时有效、创伤小、并发症少、恢复快、费用低等优点，具有集诊断和治疗于一体的双重价值。行内镜处理前，建议对疑似穿孔或其他可能需要手术的并发症患者进行 CT 扫描，以明确异物形态、大小、位置及与周边血管关系。

内镜处理的时机取决于患者的临床表现、异物种类、异物滞留部位和时间等，内镜处理的类型主要分为急诊内镜处理、紧急内镜处理和非紧急内镜处理。原则上，高危异物以急诊和紧急内镜处理为主，普通异物以非紧急内镜处理为主，详见表5-14-1。

表 5-14-1　异物摄入的内镜处理时机

异物类型	嵌顿位置	处理类型
电池	食管	急诊内镜处理
	胃 / 小肠	紧急内镜处理
磁铁	食管	紧急内镜处理
	胃 / 小肠	紧急内镜处理

续表

异物类型	嵌顿位置	处理类型
尖锐异物	食管	急诊内镜处理
	胃 / 小肠	紧急内镜处理
小型钝性异物 （直径 < 2.5 cm）	食管	紧急内镜处理
	胃 / 小肠	非紧急内镜处理
中等型钝性异物 （2.5 cm ≤ 直径 < 6.0 cm）	食管	紧急内镜处理
	胃 / 小肠	非紧急内镜处理
大型异物 （直径 ≥ 6.0 cm）	食管	紧急内镜处理
	胃 / 小肠	紧急内镜处理
食物丸	食管	急诊内镜处理（如果没有症状或完全梗阻，则为紧急内镜处理）

注：急诊内镜处理的时机最好在异物摄入后 2 小时内，最迟在 6 小时内；紧急内镜处理，最好在 24 小时内；非紧急内镜处理，最好在 72 小时内。

胃内异物内镜图像如图 5-14-1—图 5-14-2 所示。

（重庆医科大学附属第二医院　李传飞）

病例 胃内异物

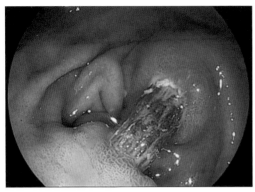

图 5-14-1 白光模式观察，见异物嵌顿在胃窦，黏膜充血、肿胀

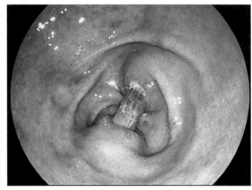

图 5-14-2 SFI 模式观察，胃窦黏膜红白相间，异物周边黏膜充血、肿胀

（图片来自：重庆医科大学附属第二医院 卢俊宇）

参考文献

［1］ 刘文倩，唐庆林，张鸣青，等.胃肠道毛细血管扩张症［J］.胃肠病学和肝病学杂志，2021，30（12）：1409-1415.

［2］ 加藤元嗣，井上和彦，村上和成，等.京都胃炎分类［M］.吴永友，李锐，译.沈阳：辽宁科学技术出版社，2018.

［3］ 曹海龙，王邦茂，姜葵，等.胃底腺息肉的临床特征分析［J］.中华消化内镜杂志，2011，28（10）：569-571.

［4］ 孙思文，庄丽维，米丽娜，等.胃底腺息肉的研究进展［J］.现代生物医学进展，2018，18（8）：1597-1600.

［5］ 房静远，杜奕奇，刘文忠，等.中国慢性胃炎共识意见（2017年，上海）［J］.胃肠病学，2017，22（11）：670-687.

［6］ 陈旻湖，杨云生，唐承薇.消化病学［M］.北京：人民卫生出版社，2019.

［7］ 国家消化系统疾病临床医学研究中心（上海），国家消化道早癌防治中心联盟，中华医学会消化病学分会幽门螺杆菌学组，等.中国胃黏膜癌前状态和癌前病变的处理策略专家共识（2020年）［J］.中华消化杂志，2020，40（11）：731-741.

［8］ 朱思莹，冀明.早期胃癌的规范化诊断和治疗［J］.中华内科杂志，2020，59（3）：236-239.

［9］ 中华医学会消化内镜学分会外科学组，中国医师协会内镜医师分会消化内镜专业委员会，中华医学会外科学分会胃肠外科学组.中国消化道黏膜下肿瘤内镜诊治专家共识（2018版）［J］.中华胃肠外科杂志，2018，21（8）：841-852.

［10］ 齐志鹏，钟芸诗，周平红，等.上消化道不同部位黏膜下肿瘤的临床病理学特征［J］.中华消化内镜杂志，2016，33（6）：362-366.

［11］ 郭花，盛剑秋，金鹏，等.超声内镜对消化道黏膜下肿物的诊断价值［J］.中华消化内镜杂志，2014，31（9）：508-512.

［12］ 日本胃肠编委会.胃肠诊断图谱：上消化道［M］.令狐恩强，韩英，译.2版.沈阳：辽宁科学技术出版社，2016.

［13］ 龚钧，董蕾.实用胃镜学［M］.西安：世界图书出版西安公司，2007.

［14］ 徐小元，丁惠国，贾继东，等 . 肝硬化门静脉高压食管胃静脉曲张出血的防治指南［J］. 实用肝脏病杂志，2016，19（5）：641-656.

［15］ 中华医学会消化内镜学分会 . 中国上消化道异物内镜处理专家共识意见（2015年，上海）［J］. 中华消化内镜杂志，2016，33（1）：19-28.

［16］ 令狐恩强，杨云生 . 消化内镜诊断图谱［M］. 北京：科学出版社，2007.

［17］ Boley SJ，Sammartano R，Adams A，et al. On the nature and etiology of vascular ectasias of the colon. Degenerative lesions of aging［J］. Gastroenterology，1977，72（4 Pt 1）：650-660.

［18］ Notsu T，Adachi K，Mishiro T，et al. Prevalence of angiodysplasia detected in upper gastrointestinal endoscopic examinations［J］. Cureus，2021，13（4）：e14353.

［19］ Carmack SW，Genta RM，Schuler CM，et al. The current spectrum of gastric polyps：a 1-year national study of over 120，000 patients［J］. Am J Gastroenterol，2009，104（6）：1524-1532.

［20］ Shaib YH，Rugge M，Graham DY，et al. Management of gastric polyps：an endoscopy-based approach［J］. Clin Gastroenterol Hepatol，2013，11（11）：1374-1384.

［21］ Zinoun M，Hali F，Marnissi F，et al. Xanthoma disseminatum with asymptomatic multisystem involvement［J］. Ann Dermatol Venereol，2015，142（4）：276-280.

［22］ Isomoto H，Mizuta Y，Inoue K，et al. A close relationship between Helicobacter pylori infection and gastric xanthoma［J］. Scand J Gastroenterol，1999，34（4）：346-352.

［23］ Yamashita K，Suzuki R，Kubo T，et al. Gastric xanthomas and fundic gland polyps as endoscopic risk indicators of gastric cancer［J］. Gut Liver，2019，13（4）：409-414.

［24］ Mast A，Eelwaut A，Mortier G，et al. Gastric xanthoma［J］. Am J Gastroenterol，1976，65（4）：311-317.

［25］ Miller TA，Tornwall MS，Moody FG. Stress erosive gastritis［J］. Curr Probl

Surg, 1991, 28（7）：453-509.

［26］ Chen MY, Ott DJ, Clark HP, et al. Gastritis: classification, pathology, and radiology［J］. South Med J, 2001, 94（2）：184-189.

［27］ Glickman JN, Antonioli DA. Gastritis［J］. Gastrointest Endosc Clin N Am, 2001, 11（4）：717-740, vii.

［28］ Yeomans ND, Naesdal J. Systematic review: ulcer definition in NSAID ulcer prevention trials［J］. Aliment Pharmacol Ther, 2008, 27（6）：465-472.

［29］ Graham DY. History of Helicobacter pylori, duodenal ulcer, gastric ulcer and gastric cancer［J］. World J Gastroenterol, 2014, 20（18）：5191-5204.

［30］ Shah SC, Piazuelo MB, Kuipers EJ, et al. AGA clinical practice update on the diagnosis and management of atrophic gastritis: expert review［J］. Gastroenterology, 2021, 161（4）：1325-1332.

［31］ Kimura K, Takemoto T. An endoscopic recognition of the atrophic border and its significance in chronic gastritis［J］. Endoscopy, 1969, 1（3）：87-97.

［32］ Lenti MV, Rugge M, Lahner E, et al. Autoimmune gastritis［J］. Nat Rev Dis Primers, 2020, 6（1）：56.

［33］ Rustgi SD, Bijlani P, Shah SC. Autoimmune gastritis, with or without pernicious anemia: epidemiology, risk factors, and clinical management［J］. Therap Adv Gastroenterol, 2021, 14：17562848211038771.

［34］ Raderer M, Kiesewetter B, Ferreri AJ. Clinicopathologic characteristics and treatment of marginal zone lymphoma of mucosa-associated lymphoid tissue（MALT lymphoma）［J］. CA Cancer J Clin, 2016, 66（2）：153-171.

［35］ Nakamura S, Sugiyama T, Matsumoto T, et al. Long-term clinical outcome of gastric MALT lymphoma after eradication of Helicobacter pylori: a multicentre cohort follow-up study of 420 patients in Japan［J］. Gut, 2012, 61（4）：507-513.

［36］ Banks M, Graham D, Jansen M, et al. British Society of Gastroenterology guidelines on the diagnosis and management of patients at risk of gastric adenocarcinoma［J］. Gut, 2019, 68（9）：1545-1575.

［37］ Correa P，Haenszel W，Cuello C，et al. A model for gastric cancer epidemiology［J］. Lancet，1975，2（7924）：58-60.

［38］ Pimentel-Nunes P，Libânio D，Marcos-Pinto R，et al. Management of epithelial precancerous conditions and lesions in the stomach （MAPS II）： European Society of Gastrointestinal Endoscopy （ESGE），European Helicobacter and Microbiota Study Group （EHMSG），European Society of Pathology（ESP），and Sociedade Portuguesa de Endoscopia Digestiva（SPED） guideline update 2019［J］. Endoscopy，2019，51（4）：365-388.

［39］ Nishida T，Goto O，Raut CP，et al. Diagnostic and treatment strategy for small gastrointestinal stromal tumors［J］. Cancer，2016，122（20）：3110-3118.

［40］ Cazacu IM，Luzuriaga Chavez AA，Nogueras Gonzalez GM，et al. Malignant transformation of ectopic pancreas［J］. Dig Dis Sci，2019，64（3）：655- 668.

［41］ Kovacs TOG，Jensen DM. Varices：esophageal，gastric，and rectal［J］. Clin Liver Dis，2019，23（4）：625-642.

［42］ Garcia-Tsao G，Abraldes JG，Berzigotti A，et al. Portal hypertensive bleeding in cirrhosis：risk stratification，diagnosis，and management：2016 practice guidance by the American Association for the study of liver diseases［J］. Hepatology，2017，65（1）：310-335.

［43］ Birk M，Bauerfeind P，Deprez PH，et al. Removal of foreign bodies in the upper gastrointestinal tract in adults：European Society of Gastrointestinal Endoscopy （ESGE）clinical guideline［J］. Endoscopy，2016，48（5）：489- 496.

第六章　十二指肠篇

第一节　十二指肠胃黏膜异位

十二指肠胃黏膜异位是指十二指肠黏膜全层被类似含大量壁细胞和主细胞的胃底黏膜覆盖，是一种先天性疾病，发病率为 0.5%~2.0%，内镜检出率为 0.25%~2.50%，好发于壶腹部，多见于成年人。十二指肠球部胃黏膜异位常发生于十二指肠靠近幽门侧。十二指肠胃黏膜异位在内镜下表现为多发结节样隆起或颗粒样隆起，形态规则，大小不等，颜色呈橘红色，与周围的粉红色绒毛样的正常壶腹部黏膜界限清晰，亚甲蓝不着色，胃黏膜斑是其内镜下的特征性表现。组织学多呈胃底腺结构，有时类似幽门腺，若十二指肠球部黏膜固有层中见胃底腺并含壁细胞和主细胞，则可确诊。该病无需特殊内镜治疗。

十二指肠胃黏膜异位内镜图像如图 6-1-1—图 6-1-9 所示。

（重庆医科大学附属第二医院　赵红雲）

病例1 十二指肠胃黏膜异位（一）

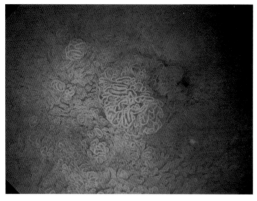

图 6-1-1 白光模式观察

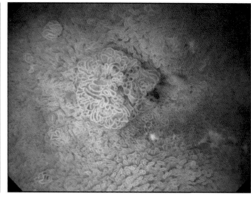

图 6-1-2 SFI 模式观察

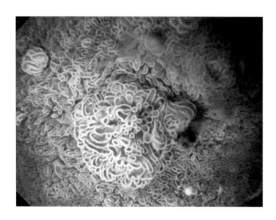

图 6-1-3 VIST 模式观察

白光模式观察：十二指肠球部散在颗粒样黏膜隆起。

SFI 模式观察：十二指肠球部散在颗粒样黏膜隆起。

VIST 模式观察：十二指肠球部散在颗粒样黏膜隆起，水中抵近观察表面呈胃黏膜形态。

（图片来自：重庆医科大学附属第二医院 卢俊宇）

病例2　十二指肠胃黏膜异位（二）

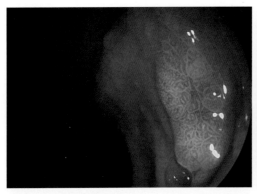

图 6-1-4　白光模式观察，十二指肠球部可见散在颗粒样胃黏膜隆起

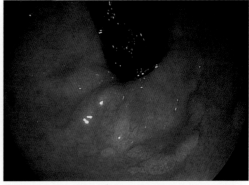

图 6-1-5　十二指肠球部反转镜身观察，十二指肠球部大弯侧可见散在颗粒样胃黏膜隆起

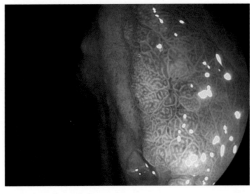

图 6-1-6　SFI 模式观察，十二指肠球部可见散在颗粒样胃黏膜隆起

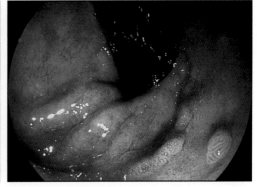

图 6-1-7　SFI 模式观察，十二指肠球部大弯侧可见散在颗粒样胃黏膜隆起

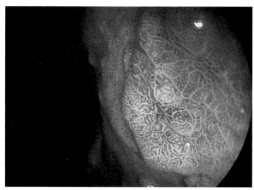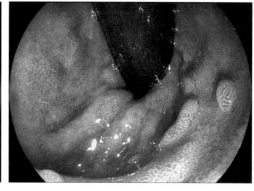

图 6-1-8　VIST 模式观察，十二指肠球部可见散　图 6-1-9　VIST 模式观察，十二指肠球部大弯侧
　　　　在颗粒样胃黏膜隆起　　　　　　　　　　　　　可见散在颗粒样胃黏膜隆起

（图片来自：陆军军医大学第二附属医院　彭学）

第二节　十二指肠溃疡

十二指肠溃疡（duodenal ulcer，DU）是指多种因素引起的十二指肠黏膜层和肌层的缺损，是常见的慢性疾病之一，好发于十二指肠球部，可单发，也可多发，呈圆形或卵圆形。反复溃疡周期修复过程中因瘢痕收缩可出现假性憩室、狭窄或梗阻。DU 常与 HP 感染相关，根据不同分期采取不同治疗策略。活组织病理检查有助于鉴别良、恶性溃疡。内镜下可直接观察到十二指肠黏膜的各种病理改变，对溃疡进行分期（活动期、愈合期和瘢痕期），具体如下。

（1）活动期（A 期）。

A1 期：底厚苔，可污秽，可超出溃疡边缘，可有出血点或血痂附着，周围黏膜隆起呈堤状，充血、水肿、糜烂，有明显炎症表现。

A2 期：溃疡周边炎症水肿明显减轻，白苔清洁，边界鲜明，边缘开始呈现红色的再生上皮，开始出现皱襞集中显像。

（2）愈合期（H 期）。

H1 期：溃疡缩小、变浅，白苔边缘光滑，周边水肿消失，边缘再生上皮明显，呈红色栅状，皱襞集中到达溃疡边缘。

H2 期：溃疡明显缩小，但尚存在，白苔变薄，再生上皮范围加宽。

（3）瘢痕期（S 期）。

S1 期：黏膜缺损已完全被再生上皮覆盖，再生上皮发红、呈栅状，向心性发射排列皱襞平滑向中心集中，又称"红色瘢痕期"。

S2 期：再生上皮增厚，红色消失，与周围黏膜大体相同，皱襞集中不明显，但可见黏膜集中，又称"白色瘢痕期"。

十二指肠溃疡内镜图像如图 6-2-1—图 6-2-11 所示。

（重庆医科大学附属第二医院　赵红雲）

病例1　十二指肠球部溃疡（A1期）

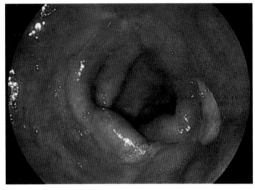

图 6-2-1　白光模式观察　　　　　　　　图 6-2-2　SFI 模式观察

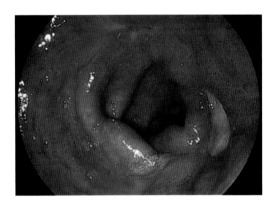

图 6-2-3　VIST 模式观察

病例1：白光、SFI 和 VIST 模式观察，十二指肠球部可见溃疡，基底白苔，周围黏膜充血、水肿（A1期）。

（图片来自：重庆医科大学附属第二医院　卢俊宇）

病例 2　十二指肠球部溃疡（A1 期，Forrest Ⅱb 级）

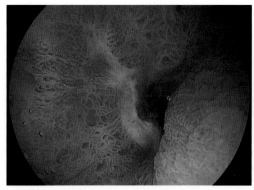

图 6-2-4　白光模式观察

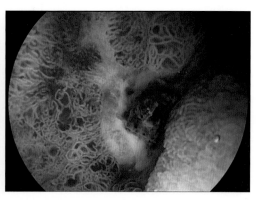

图 6-2-5　SFI 模式观察

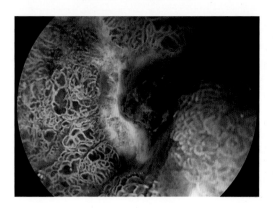

图 6-2-6　VIST 模式观察

病例 2：白光、SFI 和 VIST 模式观察，十二指肠球部可见溃疡，周围黏膜充血、水肿，基底部有血凝块（A1 期，Forrest Ⅱb 级）。

（图片来自：重庆医科大学附属第二医院　卢俊宇）

病例3 十二指肠球部溃疡（A2期）

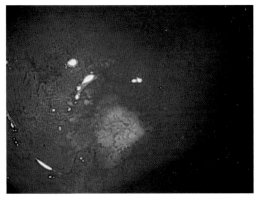

图 6-2-7 白光模式观察

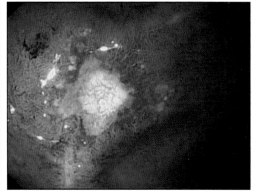

图 6-2-8 SFI 模式观察

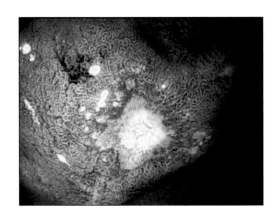

图 6-2-9 VIST 模式观察

病例3：白光、SFI 和 VIST 模式观察，十二指肠球部可见溃疡，基底白苔，周围黏膜充血、水肿（A2期）。

（图片来自：重庆医科大学附属第二医院 卢俊宇）

病例4 十二指肠球部溃疡（S2期）

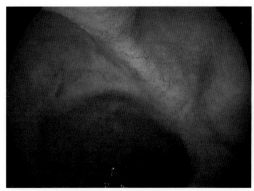

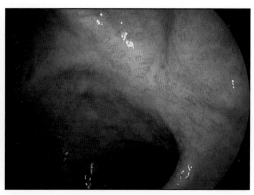

图 6-2-10 白光模式观察   图 6-2-11 SFI 模式观察

病例4：十二指肠球部可见局部黏膜皱襞集中，颜色发白，球腔变形。

（图片来自：陆军军医大学第二附属医院 彭学）

第三节　十二指肠球炎

十二指肠球炎是指各种原因导致的急性或慢性十二指肠黏膜炎症变化，是一种常见病。十二指肠球部是十二指肠炎最好发的部位，其发病因素有：①感染：HP感染最常见，另外还有寄生虫感染、结核感染、真菌感染等；②循环障碍：心肌梗死、脑血管疾病、门静脉高压、心力衰竭等；③外界因素：刺激性食物、药物（如阿司匹林等）、饮酒、放射线照射等。内镜下的表现有：黏膜粗糙、颗粒感，或有增生性的小结节或息肉样隆起；绒毛模糊不清；充血、水肿、糜烂；霜斑样溃疡多见；出血点或片状出血；皱襞粗大，黏膜下有血管暴露，球部变形等。乔夫（Joff）等学者根据十二指肠炎的严重程度将其分为5级。0级：十二指肠黏膜正常。1级：黏膜水肿，皱襞增厚。2级：黏膜发红（包括接触发红）。3级：点状出血。4级：糜烂，常伴点状出血。

十二指肠球炎内镜图像如图6-3-1—图6-3-2所示。

（重庆医科大学附属第二医院　赵红雲）

病例　十二指肠球炎

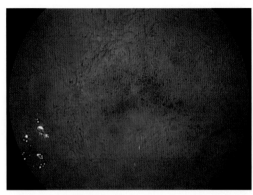 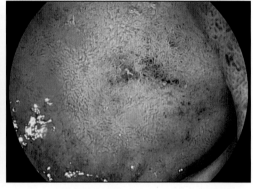

图 6-3-1　白光模式观察，十二指肠球部可见黏　图 6-3-2　SFI 模式观察，十二指肠球部充血黏膜
　　　　　膜散在充血　　　　　　　　　　　　　　　　　　更加突出

（图片来自：重庆医科大学附属第二医院　卢俊宇）

第四节　十二指肠球部恶性溃疡

　　十二指肠肿瘤少见，占全消化道肿瘤的 0.6%~3.1%，按起源可分为上皮性肿瘤和非上皮性肿瘤，起源于上皮组织的恶性肿瘤称为癌。十二指肠癌是十二指肠恶性肿瘤中最常见的类型，以腺癌最为多见，包括原发性十二指肠癌和壶腹周围癌。其中，原发性十二指肠癌发生率极低，约为 0.035%。十二指肠球部恶性溃疡是原发性十二指肠癌的一种，内镜下表现为边缘不规则，周堤高，呈结节状不均匀隆起。

　　十二指肠球部恶性溃疡内镜图像如图 6-4-1—图 6-4-3 所示。

（重庆医科大学附属第二医院　蔡璨）

病例　十二指肠球部恶性溃疡

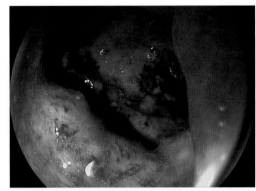

图 6-4-1　白光模式观察（一）

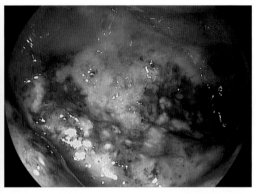

图 6-4-2　白光模式观察（二）

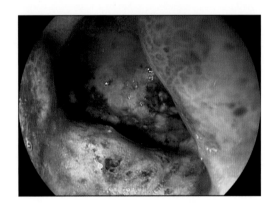

图 6-4-3　SFI 模式观察

病例：十二指肠球部变形狭窄，可见巨大溃疡，表面脓白苔，周围黏膜充血、水肿。活检病理提示腺癌。

（图片来自：陆军军医大学第二附属医院　彭学）

第五节　十二指肠脂肪瘤

十二指肠脂肪瘤生长于黏膜下层，被正常黏膜覆盖，是非上皮性肿瘤。内镜下表现为质地柔软的淡黄色半球形隆起病变，用活检钳触之可压陷，即软垫征阳性。瘤体表面坏死可引起出血。超声内镜下肿瘤为均匀高回声，起源于黏膜下层，易于诊断。

十二指肠脂肪瘤内镜图像如图 6-5-1—图 6-5-4 所示。

（重庆医科大学附属第二医院　蔡璨）

病例 十二指肠脂肪瘤

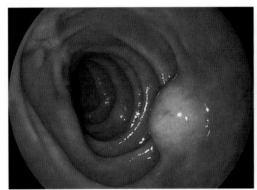

图 6-5-1 白光模式观察（一）

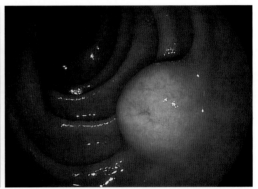

图 6-5-2 白光模式观察（二）

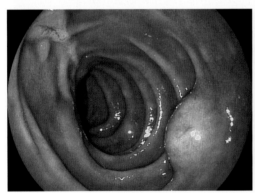

图 6-5-3 SFI 模式观察

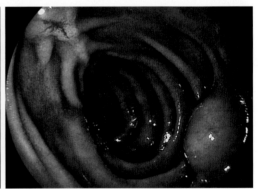

图 6-5-4 VIST 模式观察

病例：十二指肠降部后壁可见隆起性病变，表面光滑，色泽与周围黏膜一致。

（图片来自：陆军军医大学第二附属医院 彭学）

第六节　十二指肠非壶腹部腺瘤

十二指肠非壶腹部腺瘤通常是一种无蒂息肉样病变，巴黎分型为 0-Is（17.5%~57.0%）或 0-IIa（30.0%~65.3%），多位于十二指肠降部。染色内镜检查可将十二指肠腺瘤的检出率提高 3 倍。日本国家癌症登记处（Japanese National Cancer Registry）的一项分析指出，十二指肠非壶腹部肿瘤的发病率约为 23.7 例 /100 万人 / 年。

散发性十二指肠腺瘤的自然病程遵循腺瘤—癌途径，与结肠腺瘤—癌途径相似，但其进展时间较长，有研究报道，28 个月内，未经治疗的十二指肠低级别异型增生腺瘤只有 16.0% 发展为高级别异型增生，仅 4.9% 发展为腺癌。内镜下取活组织行病理检查的诊断准确性仅为 68%~74%，单纯依靠病理活检可漏诊高达 20% 的十二指肠腺癌。此外，活检可能引起黏膜下瘢痕化和纤维化，使后续内镜切除更加困难，使并发症的风险升高。因此，建议使用色素内镜和放大内镜对病变进行光学诊断。内镜下可根据小凹类型、血管类型、白色不透明物质的存在和分布以及病变的颜色、大小来鉴别低级别和高级别十二指肠腺瘤。以下特征提示高级别异型增生的十二指肠腺瘤：黏膜表面微结构不均匀、粗糙、呈结节状，或微结构消失，微血管呈网格状，白色不透明物质分布于病灶边缘，直径＞ 5 mm，色红，伴凹陷。

欧洲消化内镜学会于 2021 年发布的《十二指肠非壶腹部上皮性肿瘤内镜诊治指南》指出（以下简称《指南》），考虑到十二指肠非壶腹部腺瘤具有较高的恶性变风险，推荐行 ESD。对于直径＜ 6 mm、非恶性的非壶腹部腺瘤，推荐采用冷圈套息肉切除术（cold snare polypectomy，CSP）；对于直径≥ 6 mm 的非恶性腺瘤，推荐采用内镜下黏膜切除术（endoscopic mucosal resection，EMR）；该部位 ESD 手术要求较高，仅供经验丰富的内镜医师参考选择。《指南》建议术后 3 个月进行内镜监测，如无复发，应于术后 1 年进行内镜随访，然后根据组织学结果、整块切除情况和病变部位进行监测；如有残留的腺瘤，则每 3~6 个月进行 1 次内镜随访并采取进一步的内镜治疗，直到实现内镜缓解和组织学缓解。

十二指肠非壶腹部腺瘤内镜图像如图 6-6-1—图 6-6-4 所示。

（重庆医科大学附属第二医院　卢俊宇）

病例　十二指肠降部腺瘤

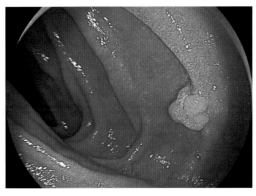

图 6-6-1　白光模式观察，十二指肠降部乳头对侧见大小为 6~8 mm 的黏膜隆起，表面发白，边界清晰

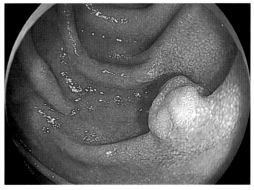

图 6-6-2　SFI 模式近距离观察，十二指肠降部黏膜隆起发白，大小为 6~8 mm，似有分页状隆起，边界清晰

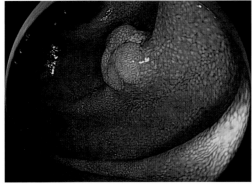

图 6-6-3　VIST 模式观察，病变呈分叶状隆起，表面发白，边界清晰

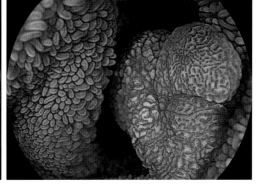

图 6-6-4　VIST 模式水中放大观察，病变表面 WOS 沉积，腺管绒毛消失，开口类似结肠管状腺瘤的 ⅢL 型。EMR 术后病理证实为管状腺瘤伴低级别上皮内瘤变

（图片来自：重庆医科大学附属第二医院　卢俊宇）

第七节 十二指肠静脉曲张

十二指肠静脉曲张是肝硬化门脉高压的一种表现，是除食管胃静脉曲张外的一种主要的异位静脉曲张类型，其本质是肠系膜上静脉/门静脉和下腔静脉之间形成的侧支静脉迂曲扩张。据统计，十二指肠静脉曲张占所有肝硬化静脉曲张患者的1%~3%，出血风险为每年2%~5%，仅药物止血后，再出血风险高达40%~60%。治疗十二指肠静脉曲张的目标是预防和控制出血，并减少并发症的发生。常见的治疗方案如下。

药物治疗：主要包括降低门脉压力和药物止血。降低门脉压力常用的药物有非选择性β受体阻滞剂，如卡维地洛、普萘洛尔。止血常用的药物有生长抑素及其类似物、质子泵抑制剂、血管升压素等。

内镜治疗：主要包括内镜下静脉曲张硬化剂注射和内镜下静脉曲张带套扎。

介入治疗：经颈静脉肝内门体静脉内支架分流术（transjugular intrahepatic portosystem stent-shunt，TIPSS）不仅可以迅速降低门静脉压力，还可以超选到出血部位的血管进行栓塞止血。若患者存在天然的门-体静脉分流道，也可通过体循环静脉经分流道进入门静脉，超选到出血的血管进行栓塞止血。

外科手术：对于无法通过药物和内镜治疗控制出血的患者，外科手术可能是必要的治疗选择。常见的外科手术包括门脉分流术和十二指肠切除术等。

十二指肠静脉曲张内镜图像如图 6-7-1—图 6-7-3 所示。

（重庆医科大学附属第二医院　卢俊宇）

病例　十二指肠降部静脉曲张

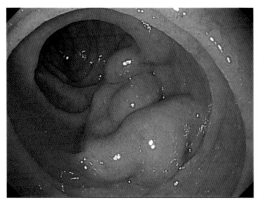

图 6-7-1　白光模式观察

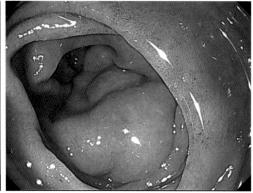

图 6-7-2　SFI 模式观察

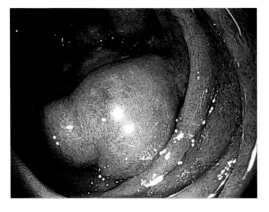

图 6-7-3　VIST 模式观察

白光模式观察：十二指肠降部乳头对侧见串珠样黏膜隆起，表面光滑，呈蓝紫色，未见红色征，结合患者肝硬化病史，考虑静脉曲张。

SFI 模式观察：近距离观察，十二指肠降部黏膜隆起，表面光滑，呈蓝紫色，未见红色征。

VIST 模式观察：曲张静脉表面黏膜绒毛清晰，无特殊改变，结合病史及白光表现，考虑十二指肠降部静脉曲张。

（图片来自：重庆医科大学附属第二医院　卢俊宇）

参考文献

［1］ 刘国伟.消化道常见病内镜诊断图谱［M］.沈阳：辽宁科学技术出版社，2021.

［2］ 于皆平，沈志祥，罗和生.实用消化病学［M］.3版.北京：科学出版社，2017.

［3］ 廖专.磁控胶囊内镜图谱［M］.上海：上海科学技术出版社，2021.

［4］ 万义鹏，刘聪，朱萱.十二指肠静脉曲张的诊治进展［J］.中华消化内镜杂志，2021，38（2）：163-166.

［5］ Amoyel M，Belle A，Dhooge M，et al. Endoscopic management of non-ampullary duodenal adenomas［J］. Endosc Int Open，2022，10（1）：E96-E108.

［6］ Maruoka D，Matsumura T，Kasamatsu S，et al. Cold polypectomy for duodenal adenomas：a prospective clinical trial［J］. Endoscopy，2017，49（8）：776-783.

［7］ Kakushima N，Yoshida M，Yamaguchi Y，et al. Magnified endoscopy with narrow-band imaging for the differential diagnosis of superficial non-ampullary duodenal epithelial tumors［J］. Scand J Gastroenterol，2019，54（1）：128-134.

［8］ Vanbiervliet G，Moss A，Arvanitakis M，et al. Endoscopic management of superficial nonampullary duodenal tumors：European Society of Gastrointestinal Endoscopy（ESGE）guideline［J］.Endoscopy，2021，53（5）：522-534.

第七章　结直肠篇

第一节　直肠神经内分泌肿瘤

神经内分泌肿瘤（neuroendocrine neoplasm，NEN）是一种少见的肿瘤，可起源于全身的神经内分泌细胞。其中，胃肠胰神经内分泌肿瘤（gastroenteropancreatic neuroendocrine neoplasm，GEP-NEN）是最常见的类型，约占所有 NEN 的 65%。中国人 GEP-NEN 的好发部位是胰腺、直肠和胃，而小肠罕见。NEN 从分化程度来看可以分为惰性的高分化神经内分泌肿瘤（neuroendocrine tumor，NET）和高侵袭性的低分化神经内分泌癌（neuroendocrine carcinoma，NEC）。

直肠 NEN 的发病率在过去几年有所增加，这可能是由于广泛使用内镜筛查结直肠癌和先进的内镜手术。直肠 NEN 在内镜下多表现为黄白色、黏膜下肿瘤样隆起，约 80% 的直肠 NEN 病变最大直径 < 1 cm。通常直肠 NEN 的病变较局限，考虑到其局部和远处侵袭的风险较低，最大直径 < 1 cm 且分化良好的病变可以在内镜下切除；最大直径 > 2 cm 的病变具有远处扩散和累及固有肌层的高风险，因此需要手术切除；最大直径为 1~2 cm 的病变为不确定区域，其转移风险中等，内镜治疗可能具有挑战性，需要术前多学科综合评估。整体来讲，直肠 NEN 的 5 年生存率为 75.2%~88.3%，属于预后较好的肿瘤。

直肠神经内分泌肿瘤内镜图像如图 7-1-1—图 7-1-3 所示。

（重庆医科大学附属第二医院　邓超）

病例 直肠神经内分泌肿瘤

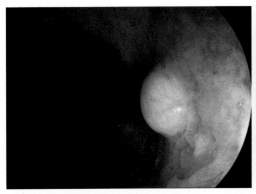

图 7-1-1 SFI 模式观察

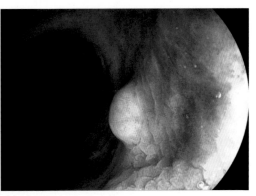

图 7-1-2 VIST 模式观察

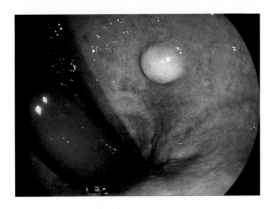

图 7-1-3 SFI 模式倒镜观察

病例：SFI 和 VIST 模式观察，直肠邻近肛门可见大小约 5 mm 的黄白色黏膜下肿瘤样隆起。

（图片来自：重庆医科大学附属第二医院 邓超）

第二节　结直肠侧向发育型肿瘤

结直肠侧向发育型肿瘤（colorectal laterally spreading tumor，LST）是指直径 ≥ 1 cm 的浅表肿瘤，其特征为沿肠腔侧方生长而非垂直生长。LST 根据病变表面形态是否呈结节样表现可分为颗粒型（granular type，LST-G）和非颗粒型（non-granular type，LST-NG）。LST-G 根据病变是否存在较大结节可进一步分为结节混合型（nodular mixed type，LST-G-M）和颗粒均一型（homogenous type，LST-G-H）。LST-NG 根据病变中央是否凹陷可进一步分为假凹陷型（pseudo-depressed type，LST-NG-PD）和扁平隆起型（flat elevated type，LST-NG-F）。之所以作出不同的形态学亚分型，是因为其可以匹配相应的临床病理学特征。根据工藤进英教授的研究数据，LST 总体合并癌变率约为 32.4%，合并 SM 癌的比例仅为 7.6%，但 4 个亚分型的合并癌变率是不一样的。LST-G-H 和 LST-NG-F 的合并癌变率分别为 27.7% 和 20.7%，合并 SM 癌的比例分别为 2.0% 和 4.3%。与这两类合并癌变率较低的亚分型相比，LST-G-M 和 LST-NG-PD 的合并癌变率分别为 58.0% 和 49.0%，而合并 SM 癌的比例分别高达 19.6% 和 16.3%。

综上所述，LST 的形态学分型与其病理学特征有必然联系，因此，借助白光内镜联合靛胭脂染色准确判断 LST 的形态学分型有利于提高病理性质预测的正确性，从而为制订合理治疗方案提供依据。

结直肠侧向发育型肿瘤内镜图像如图 7-2-1—图 7-2-29 所示。

（重庆医科大学附属第二医院　邓超）

病例1 大肠侧向发育型肿瘤(颗粒型,结节混合型)(一)

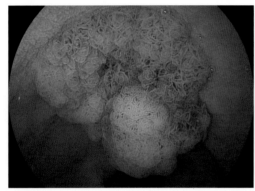

图 7-2-1 白光模式观察

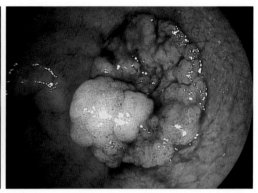

图 7-2-2 靛胭脂染色

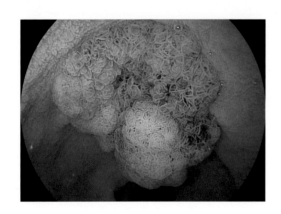

图 7-2-3 水中抵近观察

白光模式观察:直肠可见大小约 3.0 cm 的息肉样隆起,侧向发育生长。

靛胭脂染色:清晰勾勒出大小不等的结节状形态。

水中抵近观察:可见绒毛样微结构,ESD 术后病理提示管状绒毛状腺瘤。

（图片来自：陆军军医大学第二附属医院　彭学）

病例2 大肠侧向发育型肿瘤(颗粒型,结节混合型)(二)

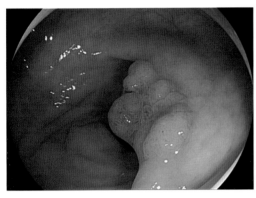

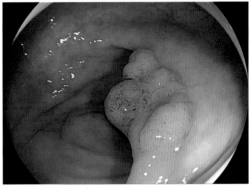

图 7-2-4 白光模式观察,直肠见侧向发育型息肉,大小约 1.5 cm×2.0 cm,表面有大小不等的颗粒状结节,较大结节稍发红,其余色泽与周围黏膜相近

图 7-2-5 SFI 模式观察,较大结节发红更加显著

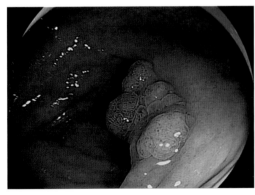

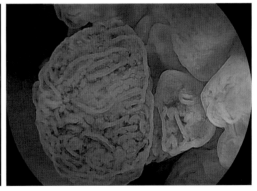

图 7-2-6 VIST 模式非放大观察,病变边界清晰,较大结节呈浅棕色

图 7-2-7 VIST 模式放大观察,较大结节表面血管欠规则,腺管结构尚可辨认

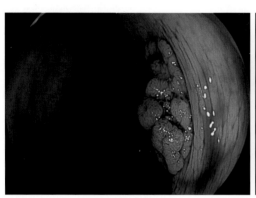

图 7-2-8　喷洒靛胭脂后倒镜观察，可见病变口侧位于直肠皱襞背面，病变最大直径略大于 2.0 cm，表面呈大小不等的颗粒结节状

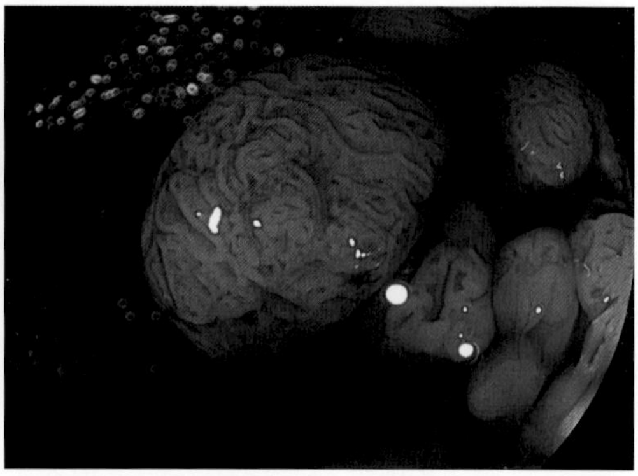

图 7-2-9　喷洒靛胭脂后正镜观察，较大结节处表面腺管开口（pit pattern）呈现 ⅢL 型和 Ⅳ 型，表面不均匀发红，提示该处可能存在高级别上皮内瘤变，也可能是大结节表面受机械刺激所致

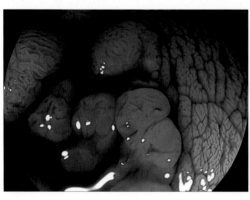

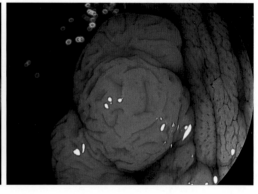

图 7-2-10　正镜弱放大观察病变肛侧边缘，可见星芒状的 Ⅱ 型 pit，以及明显扩大的窝间部

图 7-2-11　正镜放大观察病变上缘，可见分枝状的 ⅣB 型 pit

（图片来自：重庆医科大学附属第二医院　卢俊宇）

病例3 大肠侧向发育型肿瘤（非颗粒型，表面平坦型）（一）

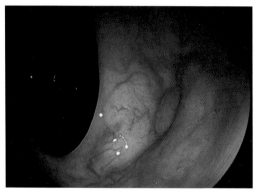

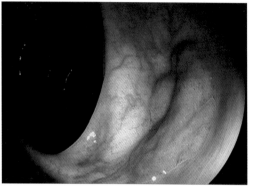

图 7-2-12 白光模式观察，横结肠见一大肠侧向发育型肿物，平坦，表面未见颗粒，大小约 10 mm×20 mm

图 7-2-13 SFI 模式观察，背景黏膜血管纹理更清晰，病变呈紫红色，色均匀

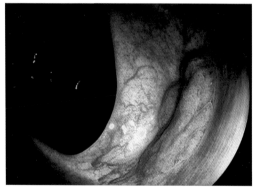

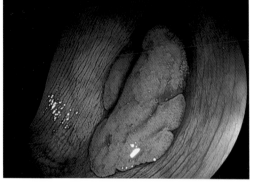

图 7-2-14 VIST 模式观察，边界清晰，病变呈浅棕色

图 7-2-15 靛胭脂染色后，边界清晰，表面平坦

（图片来自：深圳大学附属华南医院 黄思霖 李博）

病例 4　大肠侧向发育型肿瘤（非颗粒型，表面平坦型）（二）

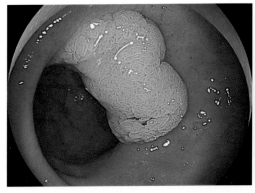

图 7-2-16　白光模式观察，直肠见一侧向发育型肿物，表面平坦，未见颗粒结节，由于病变跨越直肠第二皱襞，不能通视病变全貌

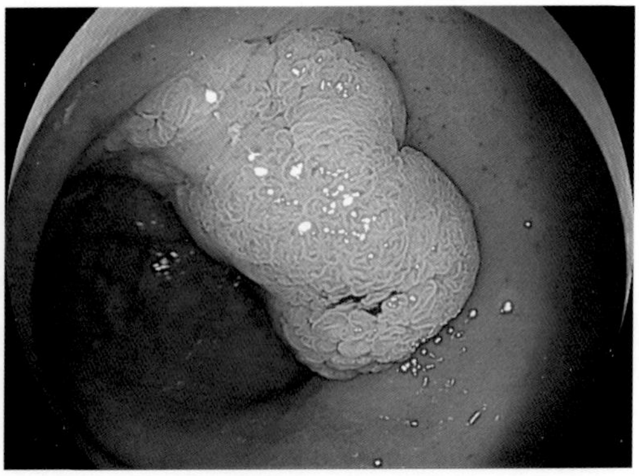

图 7-2-17　SFI 模式观察，病变呈淡黄色，色均匀，表面纹理较清晰

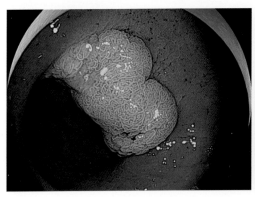
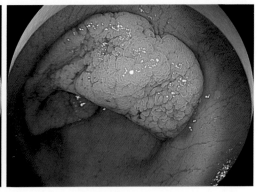

图 7-2-18　VIST 模式观察，边界清晰，病变呈浅棕色，表面纹理清晰

图 7-2-19　靛胭脂染色后，白光模式非放大观察，边界清晰，环肠腔约半周，表面可见绒毛状微结构

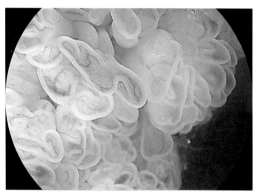

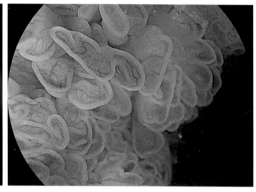

图 7-2-20 SFI 模式水中放大观察，病变大部分 区域呈叶片样结构，表面附着黏液难 以彻底清除，考虑为锯齿状结构

图 7-2-21 VIST 模式水中放大观察，叶片样结 构内微血管呈细丝状扭曲。ESD 术后 病理证实这些叶片样结构为锯齿状病 变

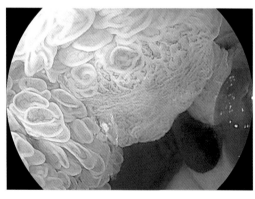

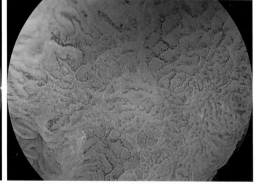

图 7-2-22 SFI 模式弱放大观察，病变中央可见 平台样结节，色泽微红，表面微结构 观察不清

图 7-2-23 VIST 模式放大观察，微结节表面微 结构致密，排列紊乱，微血管粗细不 均，JNET 分型为 2B 型。ESD 术后病 理提示该处病灶为高级别上皮内瘤变 或黏膜内癌

（图片来自：重庆医科大学附属第二医院　卢俊宇）

病例 5 大肠侧向发育型肿瘤（非颗粒型，假凹陷型）

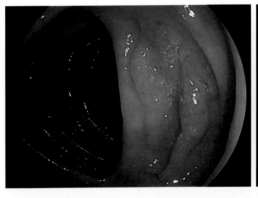

图 7-2-24 白光模式观察，横结肠近脾曲发现一处黏膜扁平隆起，大小约 2.5 cm×2.5 cm，中央部分似略有凹陷，并有不规则不透明物质沉积

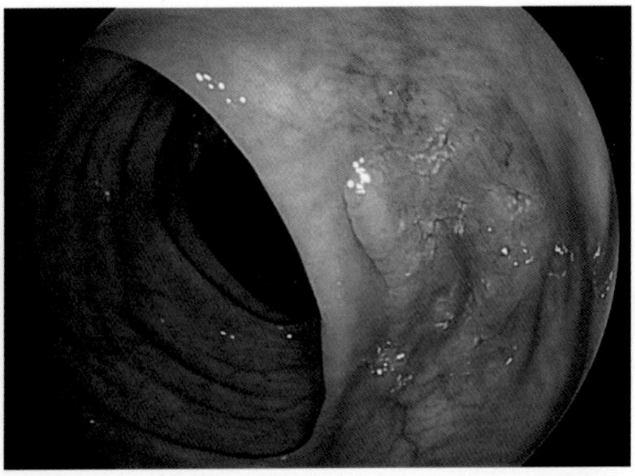

图 7-2-25 SFI 模式观察，病变色泽略发红，背景血管网不可见，边界欠清晰，中央部分似略有凹陷及不透明物质沉积

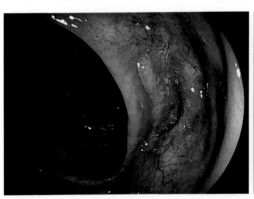

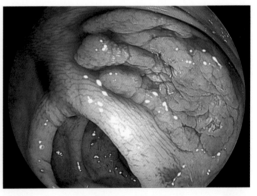

图 7-2-26 VIST 模式观察，病变周边呈灰白色，中央凹陷处呈墨绿色，边界欠清晰

图 7-2-27 靛胭脂染色后，白光模式观察，病灶边界清晰，大小约 3.0 cm×3.0 cm，表面呈积云样，中央部分有少量白色不透明物质沉积

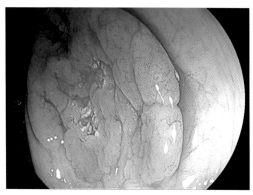 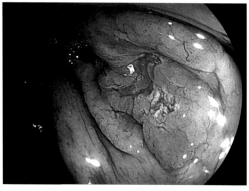

图 7-2-28　靛胭脂染色后，白光模式观察，病灶　图 7-2-29　靛胭脂染色后，VIST 模式观察，病
中央有不规则凹陷及白色不透明物质　　　　　　灶整体呈积云样外观，中央有不规则
沉积，肛侧可见扩大的 Ⅱ-O 型 pit，　　　　　　凹陷及白色不透明物质沉积，1 点钟
散在扩张、扭曲的血管，结合积云样　　　　　　方向可见 Ⅱ-O 型 pit 及扩张、扭曲的
外观，高度提示该病变性质为无蒂锯　　　　　　血管，提示该病变性质很可能为无蒂
齿状病变　　　　　　　　　　　　　　　　　　锯齿状病变

（图片来自：重庆医科大学附属第二医院　卢俊宇）

第三节　结直肠癌

结直肠癌是常见恶性肿瘤之一，其发病率在全球恶性肿瘤中排名第三，死亡率排名第二，是全球发病人数和死亡人数最多的消化系统恶性肿瘤，严重威胁着人们的生命健康。近年来，我国结直肠癌的发病率总体呈上升趋势，已成为我国消化系统发病率第二的恶性肿瘤。据统计，2020 年中国结直肠癌新增病例达 55.55 万例，死亡病例达 28.62 万例，均占全球约 30%。

为了改变我国结直肠癌发病率高、死亡率高、早期诊断率低的现状，需要在我国推广癌症早期筛查措施。其中，结肠镜检查在结直肠癌筛查的核心环节中起到了不可替代的作用。

结肠腺瘤性息肉和早期结直肠癌在内镜下可以有效切除，并作出准确的病理评估。但内镜治疗的原则是以根治性治疗为目的，因此早期结直肠癌的内镜治疗对象是术前评估为不存在淋巴结转移的病例，术前有关病变大小、浸润深度、组织类型及淋巴结转移情况的判断是必不可少的。临床医生在术前需要借助白光内镜联合靛胭脂染色观察病变颜色、表面形状是否均一、有无凹陷、周围皱襞是否聚集等，放大 NBI/BLI 观察表面微结构及微血管，作出 JNET 分型的判断。JNET 分型中的 2B 型需要进行结晶紫染色放大观察，作出 pit pattern 分型诊断。临床医生应运用多种方法进行综合判断，筛选出符合适应证的病变采取相应的内镜治疗方案。

结直肠癌内镜图像如图 7-3-1—图 7-3-11 所示。

（重庆医科大学附属第二医院　邓超）

病例1 乙状结肠 Isp+ IIc 型病变

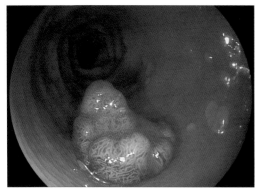

图 7-3-1　白光模式观察

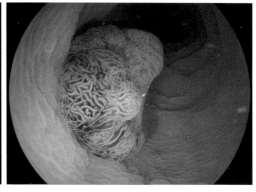

图 7-3-2　SFI 模式观察

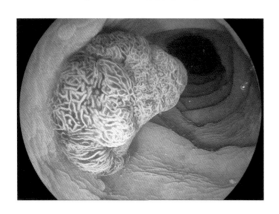

图 7-3-3　VIST 模式观察

白光模式观察：乙状结肠可见大小约 2.0 cm 的息肉样隆起，整体饱满，顶端凹陷。

SFI 模式观察：水中抵近观察可见肛侧边缘黏膜的 JNET 分型为 2A 型，顶端凹陷的 JNET 分型为 2B 型。

VIST 模式观察：显示更加清晰，ESD 术后病理提示腺瘤癌变，黏膜下层浸润。

（图片来自：陆军军医大学第二附属医院　彭学）

病例 2 直肠 Is 型病变

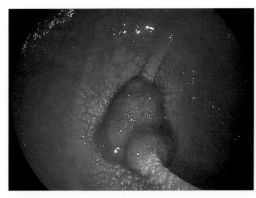

图 7-3-4 白光模式观察　　　　　　　　图 7-3-5 SFI 模式观察

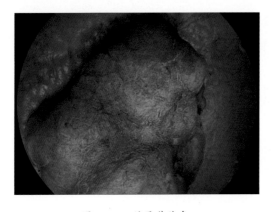

图 7-3-6 结晶紫染色

白光模式观察：直肠可见大小约 2.0 cm 的 Is 型息肉样隆起，整体饱满、紧实，顶端凹陷，周围黏膜鸡皮征。

结晶紫染色：水中抵近观察可见 Vi 高度不整，局部染色不良，提示 pit pattern 为 VN 型；术后病理提示黏膜下层深浸润腺癌。

（图片来自：陆军军医大学第二附属医院　彭学）

病例3　直肠 Is+ IIc 型病变

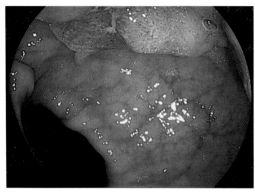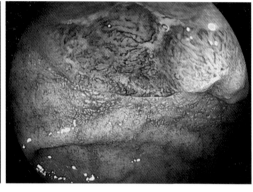

图7-3-7　白光模式观察，直肠可见大小约1.5 cm
　　　　　的广基隆起病变，表面部分见浅凹陷
　　　　　性病变，呈 I s+ IIc 型

图7-3-8　活检病理提示腺癌，行外科手术治疗，
　　　　　术后病理提示腺癌，浸润至黏膜下层

（图片来自：重庆医科大学附属第一医院　金山医院　刘海燕　刘志鹏）

病例 4　乙状结肠 Isp+ IIc 型息肉

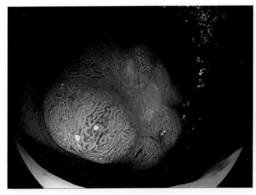

图 7-3-9　白光模式观察

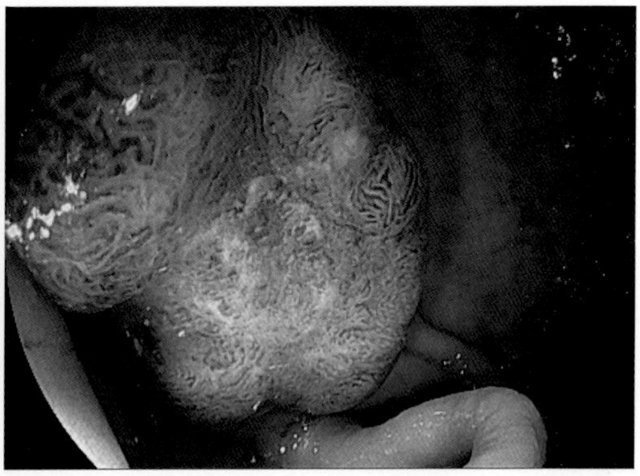

图 7-3-10　SFI 模式观察

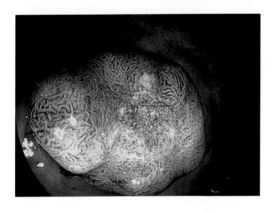

图 7-3-11　VIST 模式抵近观察

该患者有结肠癌家族史。

白光模式观察：乙状结肠可见 2.0 cm×1.5 cm 隆起性病变，亚蒂，顶端稍凹陷，呈 Isp+ IIc 型。

SFI 模式观察：边缘部分脑回样微结构排列规则，中央凹陷处微结构致密，显示不清。

VIST 模式抵近观察：可见边缘黏膜的 JNET 分型为 2A 型，顶端凹陷的 JNET 分型为 2B 型。予以 EMR 切除送检，病理提示腺癌，浸润至黏膜下层，追加外科手术治疗。

（图片来自：重庆医科大学附属第一医院　金山医院　刘海燕　刘志鹏）

第四节　肛门乳头状瘤

消化道鳞状上皮乳头状瘤是起源于鳞状上皮的良性肿瘤，常见于口、咽及食管，而肛门乳头状瘤则相对罕见。肛门乳头状瘤被覆角化的鳞状上皮，可见乳头样突起，肠镜检查时应注意与纤维上皮性息肉、肛周 Paget 病及湿疣等鉴别。

肛门乳头状瘤内镜图像如图 7-4-1—图 7-4-2 所示。

（重庆医科大学附属第二医院　曾泓泽）

病例　肛门乳头状瘤

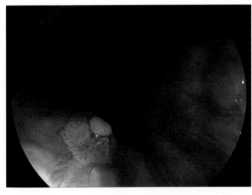 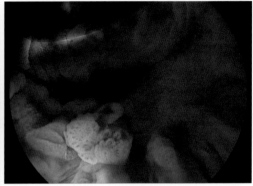

图 7-4-1　白光模式观察　　　　　　　　　图 7-4-2　白光模式水中观察

病例：肛门可见大小约 5 mm 的隆起，白色调，乳头状分支，水中观察更加清楚。

（图片来自：陆军军医大学第二附属医院　彭学）

第五节　结肠内翻性憩室

结肠憩室是指肠壁的局部囊样膨出,大多突向肠腔外,而结肠内翻性憩室则罕见,发病率约为 0.7%,其外观往往与息肉难以鉴别,容易导致误诊,如对其进行活检及切除极易造成穿孔。因此,准确识别结肠内翻性憩室极其重要。结肠内翻性憩室在内镜下有以下特点:多为宽基隆起,黏膜与周围相同,有时可见凹陷;用活检钳按压、注水或注气可使憩室变平、凹陷或向腔外反转;憩室周围可见同心环,采用特殊光谱观察或靛胭脂染色,同心环会更为明显。上述特点有助于准确识别结肠内翻性憩室。

结肠内翻性憩室内镜图像如图 7-5-1—图 7-5-3 所示。

(重庆医科大学附属第二医院　曾泓泽)

病例　结肠内翻性憩室

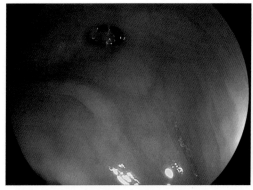

图 7-5-1　白光模式观察

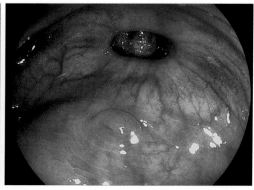

图 7-5-2　VIST 模式观察

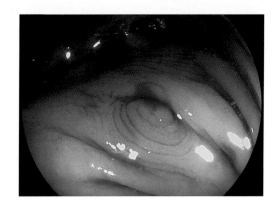

图 7-5-3　靛胭脂染色

病例：白光模式观察可见多发憩室样改变，其中较小者内翻形成息肉样隆起，质软，顶端凹陷，喷洒靛胭脂后可见周围年轮征，应予以鉴别诊断，以免误当息肉切除。

（图片来自：陆军军医大学第二附属医院　彭学）

第六节　结肠无蒂锯齿状病变

结肠无蒂锯齿状病变（sessile serrated lesion，SSL）是结肠锯齿状病变的一种类型，曾称"结肠无蒂（广基）锯齿状腺瘤／息肉"，可分为伴细胞异型增生和不伴细胞异型增生两种类型。SSL 的癌变风险比增生性息肉（hyperplastic polyp，HP）更高，其癌变途径与息肉—腺瘤—癌途径不同，而是通过特有的"锯齿状途径"，其中的机制主要包括 BRAF 突变、CpG 岛甲基化及微卫星不稳定性。内镜下 SSL 与 HP 的常见形态表现极为相似，常为巴黎分型 0-Ⅰ 型或 0-Ⅱa 型，区分困难。SSL 直径通常大于 5 mm，常分布于右半结肠，大部分 SSL 都可伴有黏液帽及局部或广泛存在扩张的黑色隐窝，其腺管开口属于 pit pattern 分型中的 Ⅱ-O 型，根据上述特征可鉴别 SLL 与 HP。

结肠无蒂锯齿状病变内镜图像如图 7-6-1—图 7-6-10 所示。

（重庆医科大学附属第二医院　吕琳）

病例 1　结肠无蒂锯齿状病变（一）

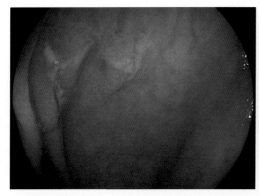

图 7-6-1　白光模式观察

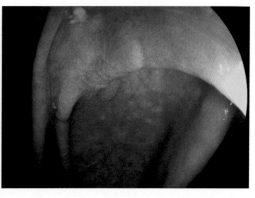

图 7-6-2　VIST 模式观察

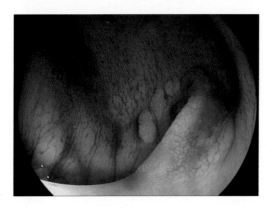

图 7-6-3　靛胭脂染色

白光模式观察：黏膜表面有黄色黏液附着。

VIST 模式观察：可见大小约 10 mm 黏膜微微隆起，边界不清。

靛胭脂染色：喷洒靛胭脂后边界可见。

（图片来自：陆军军医大学第二附属医院　彭学）

病例 2 结肠无蒂锯齿状病变（二）

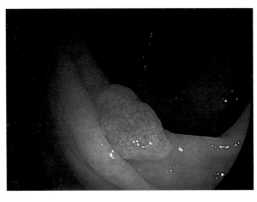

图 7-6-4 白光模式观察，升结肠可见大小约 12 mm×8 mm 的 0-IIa 型病变，冲洗后表面仍见少许黏液，边界清晰，与周围黏膜颜色相近

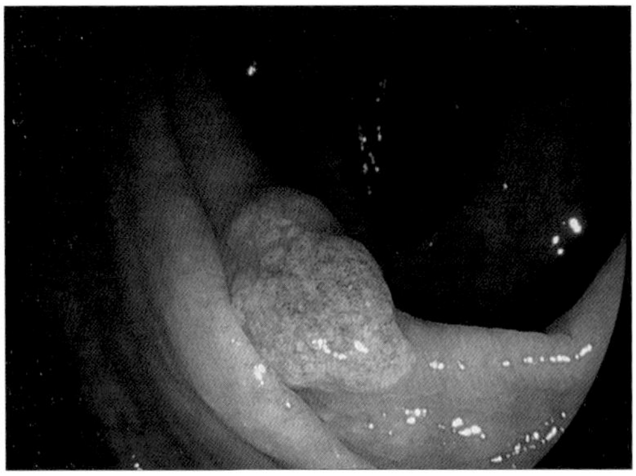

图 7-6-5 SFI 模式观察，病变呈淡紫色，色均匀，与周围黏膜颜色相近

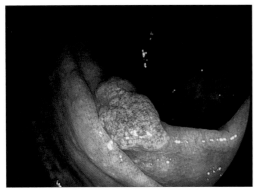

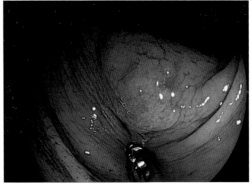

图 7-6-6 VIST 模式观察，边界清晰，病变呈浅棕色

图 7-6-7 靛胭脂染色后，边界清晰，表面平坦且有黏液覆着

（图片来自：深圳大学附属华南医院　黄思霖　李博）

病例 3　结肠无蒂锯齿状病变（三）

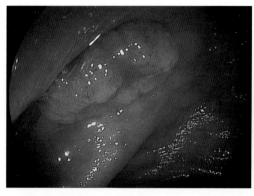

图 7-6-8　白光模式观察

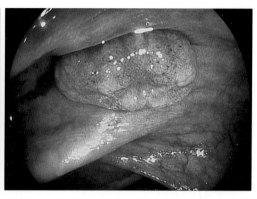

图 7-6-9　VIST 模式观察

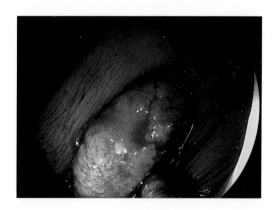

图 7-6-10　靛胭脂染色

白光模式观察：升结肠可见大小约 1.0 cm 的息肉样隆起。

VIST 模式观察：病变边界清晰。

靛胭脂染色：喷洒靛胭脂后倒镜抵近观察，可见以ⅢL-2 型 pit 为主。

（图片来自：陆军军医大学第二附属医院　彭学）

第七节　结直肠息肉

结直肠息肉是隆起于结直肠表面的肿物，可以是腺瘤，也可以是肠黏膜的增生肥厚，在未确定病理性质前统称为息肉。息肉有单发或者多发，也有遗传性或者非遗传性，其发病率在总人群中占 1.6%~12.0%。

2002 年，日本、欧洲的内镜和病理医生在巴黎召开工作会议，提出巴黎分型（图 7-7-1）。浅表型肿瘤为 type 0，从大体发育形态上分为息肉样（type 0-Ⅰ）和非息肉样（type 0-Ⅱ，type 0-Ⅲ），其中，type 0-Ⅲ 是针对食管和胃的病变，不适用于结直肠病变。临床诊疗工作中，利用白光模式非放大观察，即可应用巴黎分型对肿瘤的浸润深度进行初步预测。例如，巴黎分型为 type 0-Ⅱc 或 type 0-Ⅱa+Ⅱc 时，即使很小的病变就可能已经发生黏膜下深部浸润。

结直肠息肉内镜图像如图 7-7-2—图 7-7-4 所示。

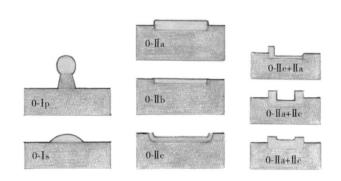

图 7-7-1　巴黎分型示意图

（重庆医科大学附属第二医院　吕琳）

病例 乙状结肠 0-Isp 型腺瘤性息肉

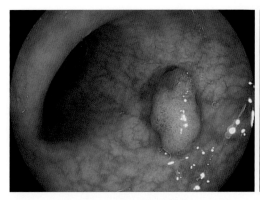

图 7-7-2　白光模式观察

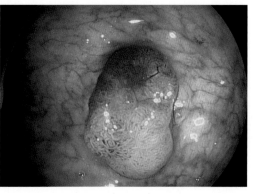

图 7-7-3　SFI 模式观察

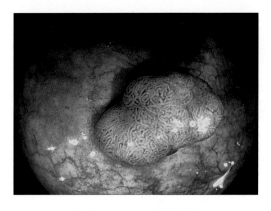

图 7-7-4　VIST 模式观察

白光模式观察：乙状结肠可见 1.0 cm×0.7 cm 息肉，呈 0-Isp 型。

SFI 模式观察：表面局部充血、发红。

VIST 模式观察：表面结构显示较白光模式和 SFI 模式更加清晰。

EMR 切除息肉送检，病理提示管状腺瘤。

（图片来自：陆军军医大学第二附属医院　彭学）

第八节 结肠黑变病

结肠黑变病（melanosis coli，MC）是以结肠黏膜黑色素沉着为特征的非炎症性肠病，是指各种原因导致结肠上皮细胞大量凋亡，被黏膜固有层内增多的巨噬细胞吞噬消化，从而产生的黏膜脂褐素累积。内镜下可见肠黏膜不同程度色素沉着，病理组织学检查可见黏膜固有层内大量含色素颗粒的巨噬细胞，铁染色阴性，黑色素染色阳性。

结肠黑变病在内镜下有以下特点：①黏膜光滑、完整，但肠腔明显变暗；②可见浅棕色、棕褐色或黑色色素沉着，致黏膜外观呈蛇纹或虎皮状改变；③病变可间断或连续分布；④部分色素沉着黏膜间可见白色或粉红色息肉隆起。个别黏膜无色素沉着改变，通过乙状结肠息肉活检证实为 MC。病变发生部位：病变局限时多见于近端结肠，严重时可累及全结肠。

MC 根据色素沉着严重程度，分为 3 种程度。Ⅰ度：黏膜呈浅棕色，血管纹理模糊但可见，多局限，与周围正常黏膜分界不清。Ⅱ度：黏膜呈棕褐色，其间可见线条状白色黏膜，血管纹理不清，多位于左半结肠或节段分布，与周围正常黏膜分界明显。Ⅲ度：黏膜呈黑褐色或黑色，其间可见细小白色条状或斑点状黏膜，血管消失不见，多分布于全结肠。

结肠黑变病内镜图像如图 7-8-1—图 7-8-12 所示。

（重庆医科大学附属第二医院　俞慧宏）

病例 1　结肠黑变病（I度）

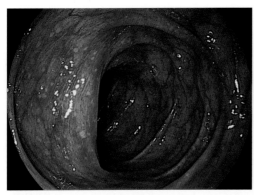

图 7-8-1　白光模式观察（一）

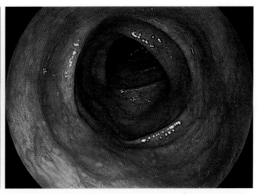

图 7-8-2　白光模式观察（二）

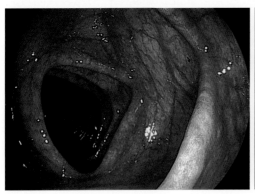

图 7-8-3　白光模式观察（三）

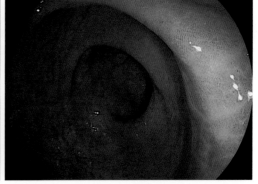

图 7-8-4　白光模式观察（四）

病例 1：结肠黏膜呈浅褐色，黏膜血管纹理隐约可见，病变与周围正常黏膜分界不太清晰。

（图片来自：重庆医科大学附属第二医院　史洪涛）

病例 2　结肠黑变病（Ⅱ度）

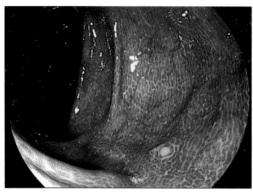

图 7-8-5　白光模式观察（一）

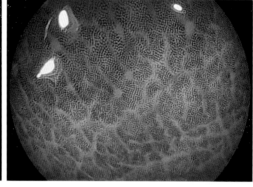

图 7-8-6　白光模式观察（二）

病例 2：结直肠黏膜色素沉着，褐色黏膜间有细小乳白色线条状或斑点状黏膜，血管网隐约可见，但黏膜表面尚光整。

（图片来自：重庆医科大学附属第一医院　金山医院　刘海燕　刘志鹏）

病例 3　结肠黑变病（Ⅲ度）

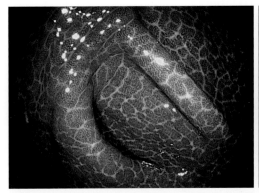

图 7-8-7　白光模式观察（一）

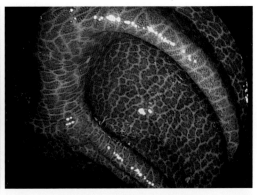

图 7-8-8　白光模式观察（二）

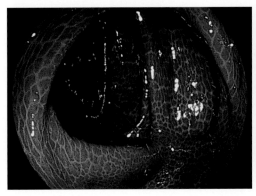

图 7-8-9　白光模式观察（三）

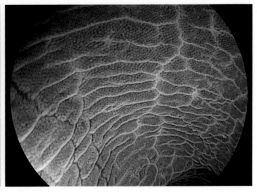

图 7-8-10　白光模式观察（四）

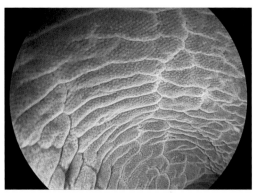
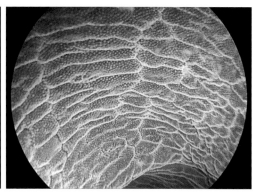

图 7-8-11　SFI 模式观察　　　　　　　　　　图 7-8-12　VIST 模式观察

病例 3：全结直肠色素沉着，呈深黑褐色，在深黑褐色黏膜间有细小乳白色线条状或斑点状黏膜，黏膜下血管不可见。

（图片来自：重庆医科大学附属第二医院　卢俊宇）

第九节 家族性腺瘤性息肉病

家族性腺瘤性息肉病（familial adenomatous polyposis，FAP）是一种常染色体显性遗传病，主要由腺瘤性息肉病基因（adenornatous polyposis coil，APC）突变造成；部分病变程度较轻者与MUTYH基因突变有关，属于隐性遗传。FAP主要表现为整个结直肠布满大小不一的腺瘤，若不治疗，将发展为结直肠癌。该病也可见于胃、十二指肠和小肠，常伴胃底腺息肉。根据息肉数量及癌变风险，FAP分为典型FAP、衰减型FAP以及MUTYH相关型FAP。

家族性腺瘤性息肉病在内镜下有以下特点：大多为直径 < 0.5 cm的息肉密集分布，以半球或广基底形为主，部分肠段息肉过于密集致正常黏膜不能见；也可见直径 > 1.0 cm的短蒂或宽基底蒂状息肉散在分布，此类息肉表面呈分叶或绒毛状，常伴充血、水肿、糜烂和出血。

家族性腺瘤性息肉病内镜图像如图7-9-1—图7-9-3所示。

（重庆医科大学附属第二医院　俞慧宏）

病例 家族性腺瘤性息肉病

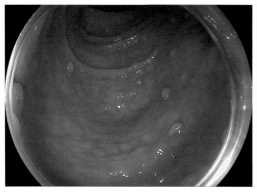

图 7-9-1 白光模式观察（一）

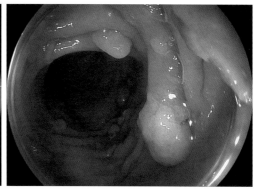

图 7-9-2 白光模式观察（二）

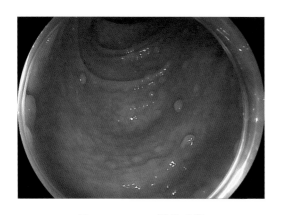

图 7-9-3 VIST 模式观察

白光模式观察：全结肠可见大小不等的息肉样隆起。

VIST 模式观察：正常黏膜血管纹理清晰，可见大小不等的息肉散在分布，息肉未染色。

（图片来自：陆军军医大学第二附属医院 彭学）

参考文献

［1］ 中华医学会消化病学分会胃肠激素与神经内分泌肿瘤学组.胃肠胰神经内分泌肿瘤诊治专家共识（2020·广州）［J］.中华消化杂志，2021，41（2）：76-87.

［2］ 工藤进英.大肠 pit pattern 诊断图谱［M］.张惠晶，译.沈阳：辽宁科学技术出版社，2014.

［3］ 中华医学会消化内镜学分会消化系早癌内镜诊断与治疗协作组，中华医学会消化病学分会消化道肿瘤协作组，中华医学会消化内镜学分会肠道学组，等.中国早期结直肠癌及癌前病变筛查与诊治共识意见（2014 年 11 月·重庆）［J］.中华内科杂志，2015，54（4）：375-389.

［4］ 国家消化系统疾病临床医学研究中心（上海），中国抗癌协会肿瘤内镜学专业委员会，国家消化道早癌防治中心联盟，等.中国早期结直肠癌筛查流程专家共识意见（2019，上海）［J］.中华内科杂志，2019，58（10）：736-744.

［5］ 宋曤如，宋顺喆，宫爱霞.结直肠锯齿状病变的癌变机制及内镜诊断研究进展［J］.中华消化内镜杂志，2021，38（5）：412-415.

［6］ 祁小鸣，陈恕之，周步良.老年人大肠黑变病的临床和内镜特点分析［J］.胃肠病学和肝病学杂志，2012，21（7）：629-631.

［7］ Ramage JK, De Herder WW, Delle Fave G, et al. ENETS consensus guidelines update for colorectal neuroendocrine neoplasms［J］. Neuroendocrinology, 2016, 103（2）: 139-143.

［8］ Kudo Se, Lambert R, Allen JI, et al. Nonpolypoid neoplastic lesions of the colorectal mucosa［J］. Gastrointest Endosc, 2008, 68（4 Suppl）: S3-S47.

［9］ Sano Y, Tanaka S, Kudo SE, et al. Narrow-band imaging（NBI）magnifying endoscopic classification of colorectal tumors proposed by the Japan NBI Expert Team［J］. Dig Endosc, 2016, 28（5）: 526-533.

［10］ Gerada J, Savic A, Vassallo M. Squamous papilloma of the anal canal［J］. Endoscopy, 2013, 45（S 02）: E42-E43.

［11］ Chatelain D, Mokrani N, Fléjou JF. Anal and anal margin tumors［J］. Ann

Pathol, 2007, 27（6）: 459-475.

［12］ Adioui T, Seddik H. Inverted colonic diverticulum［J］. Ann Gastroenterol, 2014, 27（4）: 411.

［13］ Share MD, Avila A, Dry SM, et al. Aurora rings: a novel endoscopic finding to distinguish inverted colonic diverticula from colon polyps［J］. Gastrointest Endosc, 2013, 77（2）: 308-312.

［14］ Murakami T, Sakamoto N, Ritsuno H, et al. Distinct endoscopic characteristics of sessile serrated adenoma/polyp with and without dysplasia/ carcinoma［J］. Gastrointest Endosc, 2017, 85（3）: 590-600.

［15］ Endoscopic Classification Review Group. Update on the paris classification of superficial neoplastic lesions in the digestive tract［J］. Endoscopy, 2005, 37（6）: 570-578.

［16］ Yang N, Ruan M, Jin S. Melanosis coli: A comprehensive review［J］. Gastroenterol Hepatol, 2020, 43（5）: 266-272.

［17］ Yang J, Gurudu SR, Koptiuch C, et al. American Society for Gastrointestinal Endoscopy guideline on the role of endoscopy in familial adenomatous polyposis syndromes［J］. Gastrointest Endosc, 2020, 91（5）: 963-982.